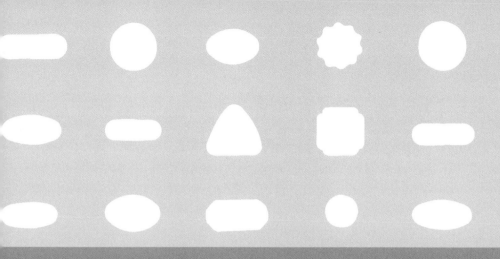

勉強したい人のための薬理学のきほん

圖解 **藥理學**入門

生田哲——著　李漢庭——譯

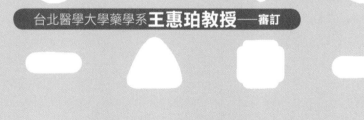

台北醫學大學藥學系**王惠珀教授**——審訂

前言

藥物是維持人體健康不可或缺的工具。結核病和肺炎曾經是令人聞之色變的不治之症,如今已經能夠用抗生素進行治療。糖尿病患者則可以使用胰島素藥劑過著正常的生活。就連難以治療的潰瘍,也因為開發出H2抑制劑和質子幫浦抑制(proton pump inhibitor),現在不需動手術就能痊癒。

但是,任何藥物都有副作用。例如壯陽藥威而鋼(sildenafil)如果與降血壓劑一併使用,血壓就會過低,甚至可能引發休克。磷酸二氫可待因可以有效止咳,但是會抑制腸胃蠕動,容易引發便秘。

以藥物進行治療,不但是為了獲得改善症狀的效果(主作用),也為了盡量減少使用藥患者不舒服、甚至受害(副作用),這點不可不知。所以除了疾病的知識之外,我們當然也要了解藥物知識,以及藥物對人體的影響。

研究藥物對人體會有何種影響的學問,稱為藥理學,藥學系、醫學系、牙醫系、獸醫系、護理學系等科系的學生都必須修藥理學。

再者,向醫師提供藥物作用方式、效果、副作用、安全性等資訊的製藥公司MR(藥物資訊負責人),不能不懂藥理學知識。至於專門開藥的藥局藥師,當然也要了解藥理學。

但是除了必須修習「藥理學」的人之外,一般人也免不了吃藥。本書的完成也是為了想知道自己吃下哪些藥,有什麼作用,又有什麼危險的人。也就是說,對於想學習藥理學的人來說,這是一本很好的入門基礎書。

「藥理學」是歷史悠久的學問,但是直到近代的分子生物學有了爆炸性進展,藥理學才跟著有了長足進步。酵素的三維構

造，神經細胞的受體構造，細胞內的藥物代謝詳情等等，無論質和量，近代藥理學的研究成果都相當驚人。

以研究者的身分來說，作者當然期待藥理學有更多研究成果，但是同時也不得不擔心，由於最新研究成果不斷出現，使藥理學教科書變得越來越厚，也越來越困難。

這種情形造成無論是聽課的學生或教課的老師，都相當煩惱，學生沒辦法掌握藥理學的原理，只好開始硬背；這樣一來或許可以通過考試，取得學分，但是沒有瞭解原理，只是收集表面的片段知識，不懂得應用，造成出了社會卻完全無法發揮所長。這都是歸咎於沒有學到藥理學原理，才會造成如此遺憾的後果。

想要有效學會藥理學，首先要掌握整體輪廓，接著再去學細節。本書的最大目標，就是讓讀者了解藥理學的整體輪廓，因此特別挑選藥理學中最基本的必備知識，以及與日常生活有關的項目，希望用最簡單明瞭的方式進行解說。

只要細讀本書，就能打穩藥理學的基礎。希望所有想學習藥理學的讀者，都能將藥物知識活用在學業、工作、日常生活中，過著健康快樂的人生。

生田　哲

---

1. 本書架構分為第1章的基礎知識，和第2章至第8章的細論部分。在第2章至第8章中，主要挑選出深深困擾現代人的代表性疾病，分別依序加以描述「這是什麼疾病」、「引發疾病的原因？」、「什麼藥物可治療此病？如何治療？」、「該藥物的副作用？」、「常用處方藥物」等項目。
2. 「常用處方藥物」之中會舉出代表性藥物的「一般名」和「商品名」。其中「商品名」在一般名之後，以括弧（　）作為區隔。

圖解藥理學入門
＊目錄＊

第 **1** 章

藥理學是什麼？

藥理作用·藥物動態／藥與毒／主作用·副作用／
藥物形式／藥物名稱／藥物的使命／吃藥的時機

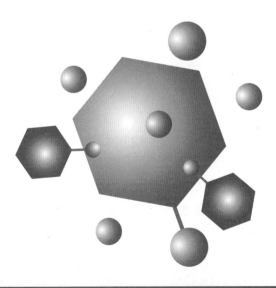

1-1

藥是什麼？

　　自從人類出現在地球上，迄今一直在跟各種疾病奮戰。雖然人體天生就具備抵抗疾病的自然療癒力，但是恢復健康總需要一些時間，這時候，就要靠藥物幫助我們治療疾病。藥物，就是用來治療疾病的物品。

　　藥物的歷史幾乎跟人類歷史一樣悠久，在幼發拉底河流域建立起世界最早文明的蘇美人，就已經懂得使用肉桂皮、柳枝、無花果、椰棗等植物來治病。

　　同一時期，中國也完成了古代藥典《神農本草經》，記載有麻黃、人參、甘草、靈芝等365種藥草。古埃及則是把牛的肝臟搗成汁液，當做夜盲症的藥物處方。西元前1500年埃及人完成的埃白斯紙草文集，則記載有鴉片的藥效。

　　麻黃含有一種叫做麻黃素的物質，可以有效止咳，而肝臟含有許多維生素A，對夜盲症也確實有幫助，只是當時人類並沒有去探討真正有效的成份何在。

　　到了1806年，德國青年賽特納（Friedrich Wilhelm Adam Sertürner）從用來止痛的鴉片之中，分離出一種呈現透明結晶的有效成分，取名為「嗎啡」（Morphine）。嗎啡的效用比鴉片強十倍，也使得醫師與病患們開始了解藥物到底是什麼。

　　1832年，亞歷山大‧伍德（Alexander Wood）發明了靜脈注射，讓實驗醫學往前邁進一大步。後來出現了方法論，嘗試以科學方式分析藥物為何有效。被尊稱為「現代藥理學之父」的德國人奧斯瓦‧許密德堡（Oswald Schmiedeberg），將這門學問命名

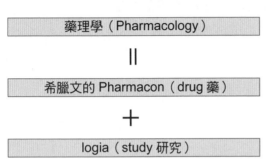

圖 1 何謂藥理學？

藥理學（Pharmacology）

＝

希臘文的 Pharmacon（drug 藥）

＋

logia（study 研究）

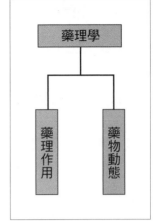

為「藥理學」。

　　藥理學「Pharmacology」，是希臘文「Pharmacon（drug＝藥）」與「logia（study＝研究）」的合成詞，意思就是研究對人體之影響的學問。

　　為了以藥物順利治療疾病，除了要充分獲得改善症狀的效果（主作用）之外，還必須盡量避免服用藥物的病患發生不舒服甚至有害的現象（副作用）。所以我們不僅要了解疾病的知識，更要了解藥物本身的性質，以及藥物對人體的影響。

　　本書中的藥理學定義，乃研究用來治療人類疾病的藥物以何種方式發揮藥效，又會在人體內產生何種變化。

　　在研究藥理學的時候，常會碰到兩大問題。第一是藥物對人體會造成何種影響的「藥理作用」，第二是藥物在人體內吸收後，會在人體中如何擴散（分佈）、代謝、最後排泄的「藥物動力學」。為了理解藥物對人體的影響，這兩種知識缺一不可。

1-2 藥物和毒物的差別

　　日本國民的藥物消耗量相當大，也是全世界平均壽命最長的國家。雖然很難證實這兩者之間有因果關係，但是藥物對日本人的長壽應該有所貢獻。

　　一般常識中，當人體攝取某種物質之後有正面影響，就把該物質稱為「藥」，若造成負面影響則稱為「毒」。如果根據這個認識，藥物與毒物的作用應該明顯相反，也就是說，藥物是好人，毒物是壞蛋，兩種物質天南地北。

　　但是，實際上，毒物與藥物就像硬幣的正反兩面，兩者密不可分。譬如肉毒桿菌素是一種劇毒，但是也同時被做成醫學美容藥品「Botox」，用來除皺美容，或是治療眼皮痙攣。

　　在臉上皺紋部位注射微量的肉毒桿菌素，就可以鬆弛肌肉，消除緊繃，皺紋自然消失。

　　至於眼皮痙攣，是眼睛周圍輪狀肌不受控制，產生痙攣的症狀。如果不加以治療，肌肉會持續收縮，甚至無法張開眼睛。這時候只要注射微量的肉毒桿菌素，阻斷神經細胞之間的訊號傳遞，痙攣就會停止。原本張不開的眼睛也就能張開了。

　　只要用得好，毒也能當藥。但是反之亦然，如果藥用得不好，不能配合體質，也會變成毒。

　　譬如頭痛的人如果常常吃阿斯匹靈、布洛芬（Ibuprofen，異丁苯乙酸）之類的止痛藥，就容易引起胃潰瘍或十二指腸潰瘍。而由於壓力而失眠的人，可能在吃了安眠藥之後引發記憶障礙，忘記昨晚的事情。如果安眠藥再配上酒精，記憶障礙會更嚴重。

圖2 加速發揮主作用，減少副作用

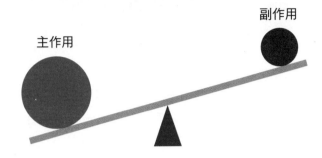

所以我們必須研究更好的藥物處方，來控制藥物中的毒性作用「副作用」，並加速發揮治療疾病的藥效「主作用」。研究藥物處方並不容易，但是根據以往的經驗以及所有藥理學知識，可以達到相當程度的效果。

這就是醫師、藥劑師、護士等醫療人員，之所以要學習藥理學知識的真正理由。

1-3 藥物如何發揮功效

　　藥物作用可以分為化學作用、物理作用、生物學作用。

　　化學作用的例子，就像碳酸氫鈉、碳酸鎂等鹼性胃藥，這些藥物是用鹼來中和強酸性的胃酸，達到療效。

　　物理作用的代表，就像服用藥用碳來吸附體內毒素。還有硫酸鎂、硫酸鈉等鹽類瀉藥，鹽類瀉藥會改變滲透壓，妨礙腸道吸收水分，使糞便膨脹鬆軟，並刺激腸道蠕動，改善便祕。

　　實際上，大部分藥物都是屬於生物學作用的種類。生物學作用又分兩種，第一種是藥物與細胞表面一種叫做受體的蛋白質捕捉器結合，然後引發藥效。第二種是藥物進入細胞內之後，發揮阻止酵素功能，抑制細胞特定化學反應。

　　無論藥物是發揮哪一種功效，首先都要進入血液中，才能遍佈全身。

圖 3 藥物發揮生物學功效的兩種機轉

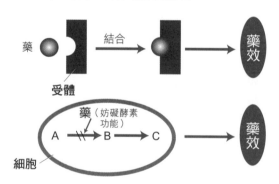

1-4 各種藥物的劑型

藥物只是一個名詞，有各式各樣的形式。藥物的形式稱為「劑型」。為了提升治療效果，使用更方便，或是讓病人更容易服用，才會出現各式各樣的劑型。做成劑型之後的藥稱為「藥劑」，或是「藥品」。藥物指藥品及醫療器材。

藥物主要分為必須得到醫師處方才能購買的「醫療用藥（處方藥）」，和不需要處方就能從藥局購買的「一般用藥（成藥）」。處方藥的藥效比成藥強而且安全區間小。本書中所說明的藥品，除了綜合感冒藥以外，幾乎都屬於處方藥。

《日本藥局方》，是日本規定常用重要藥物性質與品質標準的標準規格書。其中記載29種劑型，不過實際臨床使用的劑型則更多。這些劑型可以大致分為內用藥、外用藥、注射藥三種。（編註：台灣藥品資訊則請見衛生署編製之《中華藥典》。）

◎內用藥

內用藥又稱「內服藥」、「服用藥」，種類繁多，例如藥錠、膠囊、藥粉等等。內用藥經口攝取，主要由小腸吸收，再透過血液擴散至全身。無法被小腸吸收的藥物，就不能做成內用藥。

藥錠是所有劑型中使用頻率最高的。其中包括把藥物混合澱粉或乳糖來增加份量，然後以機器壓製成一定形狀的裸錠，或是在裸錠表面包覆砂糖薄膜，作成比較容易入口的糖衣錠。

膠囊，就是將液體、粉末、顆粒狀的藥物，裝入明膠所製作的膠囊中，刺激性強或是味道不好的藥物就比較容易吞下。

腸溶錠是在藥錠表面覆蓋纖維素薄膜，如此一來就不會被胃酸溶解，只會被腸道溶解吸收。至於口頰錠則是把藥錠置於口腔靠臉頰處，從口腔黏膜吸收。舌下錠是在舌頭下方溶化的藥錠，也一樣由口腔黏膜吸收。口含錠則是含在口中慢慢溶化，用來治療喉嚨發炎等等。

藥粉是粉末狀的藥物，比藥錠或膠囊更容易被身體吸收，用藥量也可以控制的更精準，但是如果藥物很苦、很臭，或是有刺激性，就難以服用。

◎外用藥

外用藥，就是黏貼或塗抹在皮膚或黏膜上的藥物，分成表皮用藥、吸入劑、眼藥水、鼻藥水、耳藥水、口腔用藥、栓劑等等。主要是局部使用，但有些表皮用藥和貼劑（藥膏）則可用於全身。

表皮用藥中最普遍的，就是直接塗抹在皮膚上，發揮局部藥效的塗抹劑，例如抗生素、類固醇、非類固醇抗炎藥（NSAISs）就常以這種劑型使用。塗抹劑的種類有軟膏、乳液、乳霜等等。

軟膏是將藥品摻雜在凡士林等油性基底中，做成具有適當黏性與密度的半固體藥劑。乳液是將藥品均勻分散在水溶性液體中而製成。乳霜是將油性基底、水、介面活性劑調配後再加入藥劑。

眼藥水是用於眼睛局部的眼科用藥劑。耳藥水是耳朵專用的藥劑，用來治療中耳炎和外耳炎。鼻藥水用來治療鼻竇炎、過敏性鼻炎，通常會做成鼻腔內噴劑。

口腔用藥用來進行口腔清潔、殺菌，預防或治療口腔發炎、舌頭發炎、口臭等等，通常做成藥錠或藥片。

吸入劑主要用在支氣管擴張劑或氣喘藥劑上，通常做成懸浮微粒噴霧。

圖 4 藥物的主要劑型

內用藥（內服藥，服用藥）	藥錠、膠囊、藥粉、藥片、藥水等等
外用藥	表皮用藥（大多是軟膏、乳液、乳霜等塗抹藥），眼藥水，耳藥水，鼻藥水，口腔用藥，吸入藥，栓劑
注射藥	皮內注射、皮下注射、肌肉注射、靜脈注射

　　栓劑則是用在肛門或陰道的劑型。把藥劑摻在可可脂或聚乙烯乙二醇等基底劑中而成，藉由體溫溶出藥劑發揮療效。

◎注射藥

　　注射藥就是將液體，或是粉末溶解的溶液，直接注射到皮下、肌肉、靜脈等處，在體內產生作用。由於注射是很不方便的用藥方式，所以成份僅限於會被腸胃消化分解，或是無法被小腸吸收的藥物。

　　注射藥不同於內服藥或外用藥，能夠直接穿透皮膚或黏膜的保護，進入體內，所以在製作藥劑的過程中規範相當嚴格，避免混入異物或病原體。

　　注射的種類分為將藥劑注入皮下組織的皮下注射，注射到肌肉中的肌肉注射，以及直接注射到靜脈中的靜脈注射。皮下注射和肌肉注射一次僅限數毫升，但靜脈注射則可注射較多劑量，效果也較快。

圖 5 注射的種類

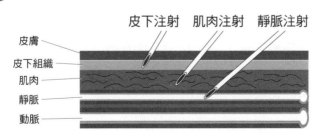

皮下注射　肌肉注射　靜脈注射

皮膚
皮下組織
肌肉
靜脈
動脈

1-5 容易搞混的藥物名稱（化學名、一般名、商品名）

　　藥物的名稱可說是千奇百怪，數量驚人，很容易就看錯。因為一種藥有化學名、一般名、商品名等三個名字。

　　例如，咖啡、綠茶所含有的咖啡因，啤酒和紅酒所含有的乙醇，都是化學名。化學名的好處就是可以正確指出特定藥效物質，不容易搞混。但是使用化學名來稱呼藥物這種複雜的物質，會變成一大串，非常難以使用。

　　譬如治療高血壓或心絞痛所使用的普潘奈（propranolol），如果用化學名來表示這種藥物的正確型態，就要寫成「1-（isopropylamino）-3-（1-naphthyloxy）propan-2-ol」。

　　如果具有豐富的化學知識，看到普潘奈的化學名，就能重現正確的分子構造，但是要醫院或藥局每天使用這麼囉嗦的名稱，實在不夠效率。這時候就要有比較實用的名稱，也就是一般名或俗名。

　　以化學名為1-（isopropylamino）-3-（1-naphthyloxy）propan-2-ol的物質為例，其全球通用的一般名就是「普潘奈」。或許你會想，是不是所有藥物都能用一般名來稱呼呢？可惜事實上並非如此。

　　由於藥物還有一個名字，那就是製藥公司賣藥時所取的「商品名（或是商標名稱）」，這個名稱是由製藥公司命名的。所以同一種藥，每家公司都有不同的稱呼。

　　商品名就像是藥物的綽號，例如安眠藥「伏眠」，抗焦慮劑「贊安諾」、「百憂解」、「柔安錠」，痔瘡藥「保能痔」，止

圖 **6** 普潘奈的各種名稱

化學結構式	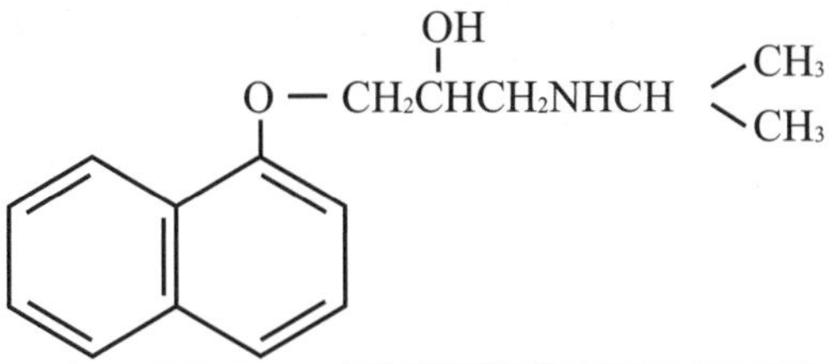 $O-CH_2CHCH_2NHCH\genfrac{}{}{0pt}{}{CH_3}{CH_3}$ 上方接 OH
化學名 （正式學術名稱）	1-（isopropylamino）-3-（1-naphthyloxy）propan-2-ol
一般名 （比化學名要短的全 球通用名稱）	普潘奈（propranolol）
商品名 （製藥公司所取的 名字）	「生達」心律錠（生達化學製藥） 健心寧（人人化學製藥） 心康寧（榮民製藥） 心保樂錠（皇佳化學製藥） （中文藥品名來源：行政院衛生署）

咳藥「滅嗽錠」等等，通常商品名會讓人一看就覺得可以治好該種疾病。

一般名是全球通用的名稱，通常用在醫學論文或科學期刊上。但是像非類固醇抗炎藥（NSAIDs）的水楊酸（acetylsalicylic acid），知名度遠遠比不上拜耳公司為它取的商標名稱「阿斯匹靈」。因此本書中統一以一般名描述藥物，會同時以括弧（）表示商品名。

1-6 藥物的身體內歷程

對人體施用的藥物，都會經過吸收、分布、代謝、排泄四個步驟。研究藥物在生物體內旅行過程的學問，叫做「藥物動態學」。首先，藥物進入血液之中就叫做「吸收」，被吸收的藥物，會經過肝臟，進入血液循環，然後抵達目標（病灶）及非目標組織，這個過程稱為「分布」，藥物從此開始發揮功效。

藥物大多在肝臟中進行化學反應，受到化學分解，這就是「代謝」，代謝後的藥物最後就排放到膽汁、尿液、糞便中。

◎藥物的吸收

藥物一生的第一階段是吸收。如果只是停在施用位置，藥物並無法發揮效果，要從施用位置移動到病灶才行。為此，施用的藥物必須能溶解在血液中，也就是吸收。

例如最常使用的藥錠，必須先內服，通過食道，然後進入胃中。藥錠會在胃中破碎，釋放主要的藥物成分，再跟胃中的其他內容物一起進入小腸。胃的表面積較小，而小腸的表面積比胃要大上非常多，藥物分子可以順利地透過小腸黏膜進入血液中。

但是就口服用藥來說，吃下去的藥並非百分百都能發揮效果。因為藥被小腸吸收而進入血液中，必須先通過肝門靜脈進入肝臟，再從肝臟遍布全身。

由於肝臟具有分解異物的能力，所以部分藥物會在此先遭到分解，失去效用，然後隨著膽汁被排放到十二指腸中。這種人體吸收之後的藥物，在送達全身之前，由於肝臟分解而造成的損

圖 7 藥物的一生

藥物的一生，會經過吸收、分布、代謝、排泄四個步驟

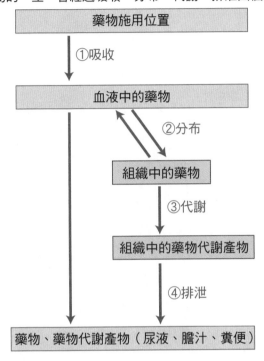

失，稱為「肝臟首渡效應（first pass effect）」

　　藥錠從口服到溶解於血液中，被身體吸收，所需時間與胃中酸鹼值、胃蠕動速度、胃內容物、小腸消化酵素、藥物相互作用等要素有密切關聯。

　　如果希望服用之後一到兩分鐘就立刻生效，可以選擇舌下錠，讓藥錠在舌下溶解，由口腔黏膜吸收。舌下錠雖然也是口服藥，但是跟一般口服藥完全不同。另一種方式為靜脈注射，靜脈注射是將藥物直接施打到血液中，藉由血液迅速送往全身，不會有肝臟首渡效應的損失，所以與內服藥比較，使用效率更高，具

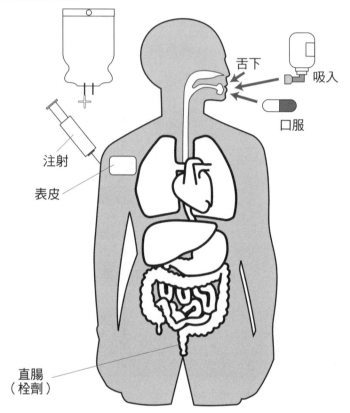

圖 8 藥物如何施用

舌下

吸入

口服

注射

表皮

直腸
（栓劑）

有速效性。但是靜脈注射不僅會造成痛楚，使用上也很不方便，所以最常使用的還是內服藥。

◎「游離型藥物」才能進入病灶

藥物一生的第二階段，就是吸收之後經過肝臟進入血液中進行全身循環，最後到達病灶細胞。但藥物進入血液中吸收，並不表示會馬上直接前往病灶組織、發揮藥效。

血液中存在有血蛋白、免疫球蛋白、血液凝固因子等各種蛋

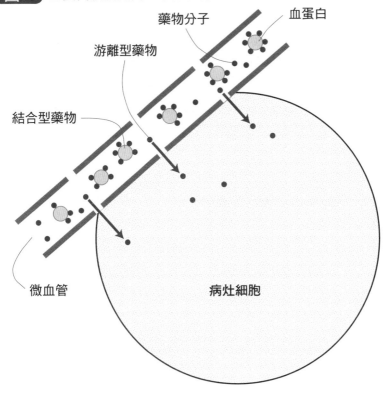

圖 9　血蛋白濃度越高，藥效發揮越慢

藥物分子

血蛋白

游離型藥物

結合型藥物

微血管

病灶細胞

白質，其中最多的蛋白質是血蛋白，分子量大約五到六萬，100ml 的血液中大約含有5g。

　　吸收後的藥物，一部分會與血液中的血蛋白結合，成為「結合型藥物」。由於結合型藥物體積太大，無法通過血管壁，會停留在血管中無法抵達病灶。因此，結合型藥物並不具有藥效。

　　真正能夠抵達病灶而發揮預期藥效的，是沒有與血蛋白結合而單獨存在的「游離型藥物」。當血管內的游離型藥物濃度降低，血蛋白就會脫離結合型藥物，產生「游離型藥物」。只有自由活動的游離型藥物能通過血管壁，抵達病灶。

由於結合型藥物無法進入任何組織，所以也不會被肝臟代謝，或是被腎臟排泄，因此結合型藥物會留在體內較長時間。

每種藥與血蛋白結合的比例各不相同，與血蛋白的結合比例越高，藥效發揮越慢，停留在體內的時間也越長。

血液中的血蛋白濃度，是影響藥物發揮作用的重要因素。所以像營養不良的人或老年人，血液中的血蛋白較少，如果施用普通劑量的藥物，「結合型藥物」比例較低，「游離型藥物」比例較高，藥效會比一般人更強。

◎藥物跟受體結合之後才會發揮藥效

細胞的運作是接收人體所分泌的傳遞物質或激素（荷爾蒙），然後產生反應，藉此維持人體正常活動。到了病灶，大多數藥物都要跟細胞表面的受體產生作用，才會發揮藥效。

圖10 藥物與受體結合後才能發揮效果

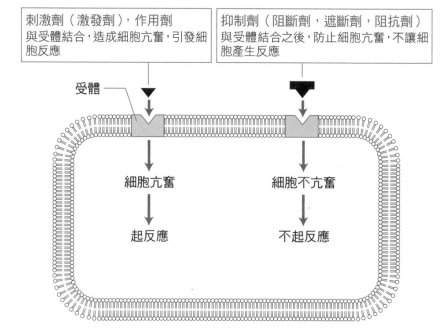

刺激劑（激發劑），作用劑與受體結合，造成細胞亢奮，引發細胞反應

抑制劑（阻斷劑，遮斷劑，阻抗劑）與受體結合之後，防止細胞亢奮，不讓細胞產生反應

受體

細胞亢奮　　　　　　　細胞不亢奮

起反應　　　　　　　　不起反應

也只有

非活性物
物質通稱為
這種物質，

平滑肌）構成心臟壁，藉由收縮與舒張發
住全身。心肌細胞表面有一種β₁腎上腺素
一旦與腎上腺素結合，細胞就會亢奮，

化、還原、加
加入氧，去除
去除氧的化學

刺激細胞引起反應的藥物，叫做
用劑」，英文是「agonist」。

受體結合時，也會產生相同效
受體的作用劑。β₁受體作用劑
心臟衰竭。

反應，去除水分
藥物，這種藥如果
稱為加水分解。譬

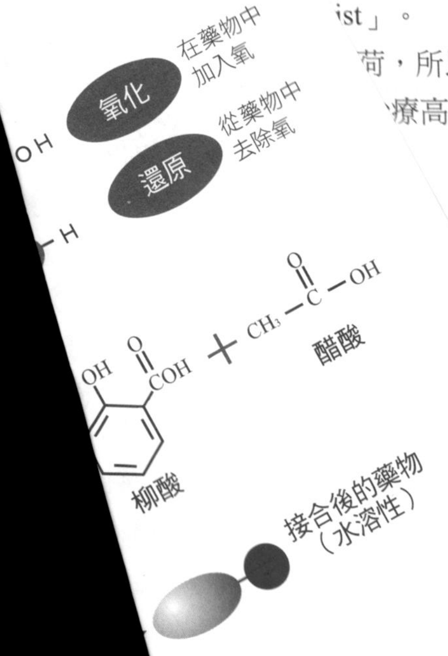

enolol）這種藥，它和腎
是非但不會促進心肌收
之後不會刺激細胞，
」、「阻斷劑」、
ist」。

荷，所以能治療
療高血壓。

OH

氧化　在藥物中加入氧

還原　從藥物中去除氧

OH

H

作泄的型
藥物對
，或

$$O$$
$$\| $$
$$CH_3-C-OH$$
醋酸

OH O
COH

柳酸

接合後的藥物
（水溶性）

完全

21

無法代謝而直接排出。抗心臟衰竭藥毛地黃素（digoxin
一部分會被代謝轉換後，從腎臟排泄到尿液中。

抗癌劑6-巰基嘌呤（6- mercaptopurine）的藥物是
質，代謝後會轉換為活性物質，而代謝前的非活性物
「前趨劑」（prodrug）。至於像苯并芘（benzpyrene）
代謝之後反而會產生強力致癌物質。

藥物代謝反應分為兩階段。第一階段是藉由氧
水分解，讓物質容易溶於水中。氧化就是在藥物中
氫的化學反應。反之，還原就是在藥物中加入氫
反應。藥物代謝中，以氧化佔最大多數。

羧酸（R-COOH）和乙醇（R'-OH）產生化學
子（H_2O）後，會產生具有酯基（R-COOR'）的
加入水，就會分解為羧酸和乙醇，這個過程就
如，阿斯匹靈加水分解會變成醋酸和柳酸。

圖 11　藥物的代謝

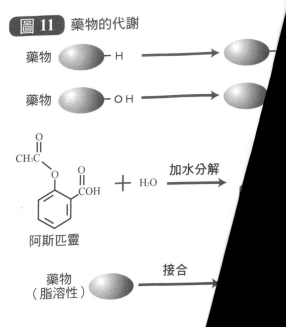

代謝的第二階段，是與葡萄糖醛酸（glucuronic acid）、硫酸、甘胺酸（glycine）、穀胱甘肽（glutathione）等水溶性極高的物質進行「接合（conjugation）」，變得可溶於水，然後就可以排泄。

◎代謝藥物的細胞色素P450

藥物代謝酵素的主要功能就是代謝藥物、食物等外來物，例如人體細胞色素P450（CYP）酵素類的氧化酵素，便屬於代謝酵素。CYP有超過三十種的類似酵素，能夠代謝大多數的藥物。CYP所進行的代謝屬於第一階段的氧化還原。

藥物可以強化或弱化CYP的代謝功能，譬如，服用強化CYP功能的藥物之後，再吃下會被CYP分解的藥物，此藥物就會被迅速分解而失去藥效。

強化CYP功能的藥物，有抗焦慮劑巴比妥（barbital）類、抗癲癇藥物苯妥英（phenytoin）或卡巴氮平（carbamazepine），還有抗生素立汎黴素（rifampicin）等等。另外，抽煙之所以會降低藥效，是因為香煙中含有的苯并芘會強化CYP的功能。

圖 12 強化細胞色素P450（CYP）功能的藥物

抗焦慮劑	巴比妥類
抗癲癇藥物	苯妥英、卡巴氮平
抗生素	立汎黴素
抽煙	苯并芘

圖 13 弱化細胞色素P450（CYP）功能的藥物

支氣管擴張劑	茶鹼
抗生素	磺胺劑、巨環類、唑類
胃潰瘍治療劑	甲氰咪胺
心律不整治療藥	奎尼丁
降血壓劑	地爾硫鹼

若長期服用弱化CYP功能的藥物，就算再服用可被CYP分解的藥物，也很難受到分解，還有可能由於藥效過強而中毒。

弱化CYP功能的藥物，有支氣管擴張劑茶鹼（theophylline），磺胺劑、巨環類抗生素（macrolide）、唑類（azole）抗生素，胃潰瘍治療劑希每得定（cimetidine），心律不整治療藥奎尼丁（quinidine），降血壓劑迪太贊（diltiazem）等。

◎藥物代謝物會被排泄到尿液中

藥物一生的第四階段，就是代謝之後，排放到膽汁、尿液、糞便中。其中最主要的路徑就是從腎臟排泄到尿液中。藥物會在肝臟中被氧化，轉為水溶性。如果血液中的「游離型藥物」屬於水溶性，則直接從腎臟排泄到尿液中。

在肝臟中經過代謝的藥物，會隨著膽汁被排放到十二指腸裡面，叫做膽汁排泄。排泄到膽汁中的藥物，會隨著糞便一起排出體外。但是被排泄到十二指腸中的藥物，有時會再次被吸收到肝臟中，這個過程稱為腸肝循環。產生腸肝循環的藥物排泄較慢，藥效也較長。譬如心臟衰竭治療藥毛地黃毒素（digitoxin）就會產生腸肝循環，因此半衰期長達七天之久。

人體有兩個大豆形狀的腎臟，左右各一個，腎臟的功能是過濾血液，捨棄多餘物質，保持血液成分安定。

所謂多餘物質，就是進入人體中的藥物代謝物、廢棄物、食物中多餘的鹽分或水分等。血液中有蛋白質，比蛋白質更小的分子會被腎小球血管壁之間的小洞過濾捨棄，這麼一來，水分和電解離子也會一併被捨棄，但是對人體有用的成分則會被再次吸收。最後只有多餘的東西會留在尿液中，經由膀胱排出體外。

藥物代謝物中，水溶性較高的會從尿液中排泄，脂溶性較高的會被再次吸收，經由肝臟代謝增加水溶性，然後再進行排泄。

1-7

吃藥的時機

　　吃藥的時間一般分成「飯前」、「飯後」、「兩餐之間」、「睡前」等，通常處方箋上面會寫著「一天三次，飯後服用」等說明，這是因為人每天都要吃飯，所以指定飯後吃較不容易忘記。通常藥物都是一天吃三次。

　　空腹時喝酒特別容易醉。小腸的吸收能力比胃強，不僅對藥物和食物，連酒精也是如此。當酒精直接通過空空的胃來到小腸，就會快速吸收，自然馬上就醉。

　　藥物跟酒精一樣，如果空腹吃，吸收效果最好。但是醫師並不會建議空腹吃藥，因為空腹時藥物會直接接觸胃壁，可能會造成傷害。

　　通常吃藥最好是飯後三十分鐘再吃，這時胃中還剩下一些食物，既可以保護胃壁，又能讓藥物以適當速度進入小腸進行吸收。

　　藥物從胃排出到小腸的時間，稱為胃內容排出時間，這段時間越短，代表藥物被小腸吸收越快。

　　如果胃內容排出時間越長，藥物越容易被胃酸分解，因此被

圖 14 藥應該在什麼時間吃

飯　　前	用餐前 30 分鐘至 60 分鐘
飯　　後	用餐後30分鐘至60分鐘
兩餐之間	任兩餐之間，大約是飯後兩小時
睡　　前	就寢前10分鐘至30分鐘

小腸吸收的量也會減少。像青黴素G（benzylpenicillin）、立汎黴素、西華克樂（cefaclor）等抗生素就是這種情形。

　　至於一定要在飯前攝取才有效果的藥物，其中最具代表性的就是治療糖尿病所用的伏格列波糖（voglibose）、醣祿（acarbose）、米格列醇（miglitol）等的α葡萄糖苷酶（glucosidase）抑制劑。α葡萄糖苷酶可以將人體內雙醣分解為葡萄糖，α葡萄糖苷酶抑制劑則是抑制α葡萄糖苷酶的功能，因而消除飯後的高血壓情形。這種藥物一定要跟食物混在一起才能發揮功效，所以一定要在用餐後服用。

藥物的副作用

施用藥物的時候，除了會產生治療疾病的主作用（藥效）之外，還會產生對病患有害的副作用。最理想的藥物當然是完全沒有副作用，只有主作用，但是不可能有這種藥，因為主作用和副作用，完全是依據使用者的觀點來決定。

副作用可以分成有害作用和無害作用，無害作用不會造成問題，所以為了簡化，本書中的副作用代表有害作用。

引發副作用的原因有二，

①藥物產生主作用以外的作用。

②主作用太強。

①藥物產生主作用以外的作用

例如，治療心絞痛所使用的硝化甘油，服用目的是要擴張冠狀動脈，但是也會造成其他血管擴張而使血壓降低，或是造成頭痛。

三環系抗憂鬱劑專門用來治療憂鬱症，能夠抑制腦內的血清素再吸收受體，改善憂鬱症。三環系抗憂鬱劑會跟神經細胞中的再吸收受體結合，但是三環系抗憂鬱劑同時也會跟乙醯膽鹼受體結合，因此引發乙醯膽鹼神經遭到抑制（抗膽鹼作用），造成口渴、便祕、排尿困難等副作用。

服用勃起障礙（ED, electile dysfunction）治療藥昔多芬（sildenafil，也就是威而鋼）時，如果與硝化甘油、硝酸異山梨醇等降血壓劑並用，會使血壓嚴重降低，有休克的危險。

磷酸二氫可待因可以治療難纏的咳嗽，但是有抑制腸胃蠕動的副作用，所以容易引起便秘。

　　嗎啡是特效止痛藥，但是有抑制腸胃蠕動的副作用，所以容易引起便秘，但也有人利用嗎啡的這種副作用，來治療腹瀉。

②主作用太強

　　這種例子很多。譬如不小心吃太多藥的時候，或是長期服用高脂溶性藥物，造成藥物累積在脂肪組織中。或是病患肝臟的藥物代謝能力、腎臟排泄能力降低的時候。至於營養不良者或老年人，由於血液中血蛋白濃度較低，就算攝取藥量正常，游離型藥物也會比結合型藥物多，造成體內藥量濃度過高。

　　舉個具體的例子，失眠的人服用過多苯重氮基鹽類安眠藥之後，由於藥效太強，造成早上睡過頭，或是整天都昏昏欲睡。過量攝取糖尿病治療藥，則是會引起低血糖，造成頭暈目眩。

　　抗血栓劑可以抑制血液凝固，溶化血栓，但過量攝取就會容易出血。這些都是主作用太過強烈的例子。

第 **2** 章

腦部用藥

憂鬱症／躁鬱症／焦慮症·失眠／帕金森氏症／
精神分裂症／癲癇／阿茲海默症
等疾病的用藥與機轉

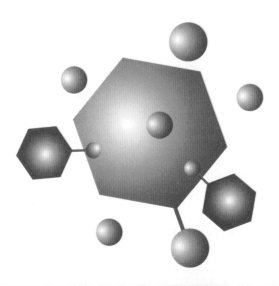

2-1

憂鬱症用藥（抗憂鬱劑）

◎憂鬱症是什麼疾病

我們在日常生活中常常會碰到心情不愉快或憂鬱的事情，大部分都不算是疾病，只要明白心情不愉快的原因，把原因排除，心情就會恢復。但是有時候即使排除了不愉快的原因，心情還是無法恢復，這種情況就可能是憂鬱症。

憂鬱症會產生強烈的悲傷與失望感，幾乎無法感到快樂，沒有衝勁，對什麼事情都不感興趣，心中毫無力量。這種心理狀態如果持續兩周，根據DSM-IV（「精神疾病診斷與統計手冊」第四版，由美國精神醫學會所發行的精神科診斷手冊。1994年發行之第四版為最新版。）即判定為「憂鬱症」。

根據統計，人們一生罹患一次「憂鬱症」的比例（生涯罹患率），女性為10～25%，男性為5～12%。根據WHO（世界衛生組織）推算，日本憂鬱症病患人口約為4～6%，約有480萬～720萬人為憂鬱症所苦。（編註：根據衛生署國民健康局以台灣人憂鬱症量表做兩萬多人社區人口的調查，估計憂鬱人口逾百萬。）

目前日本估計有五百萬的憂鬱症病患，只有少數憂鬱症患者嚴重到無法下床活動，大多數人都是「輕度憂鬱症病患」，也就是「輕微憂鬱的人」。

◎憂鬱症發病的原因

目前科學尚未了解憂鬱症為何會發生，但是1950年代的三項發現，證實僅含一個胺基、通稱為單胺（monoamine）的正腎上腺

圖1 DSM-IV* 中的「憂鬱症」診斷標準

①憂鬱情緒：快樂不起來、煩躁、鬱悶	②興趣與喜樂減少：提不起興趣 體重下降（或增加）
③食慾下降（或增加）	④失眠（或嗜睡）：難入睡或整天想睡
⑤精神運動性遲滯（或激動）：思考動作變緩慢	⑥疲累失去活力：整天想躺床、體力變差
⑦無價值感或罪惡感：覺得活著沒意思、自責難過，都是負面的想法	⑧無法專注、無法決斷：腦筋變鈍、矛盾猶豫、無法專心
⑨反覆想到死亡，甚至有自殺意念、企圖或計畫	

九個症狀至少四個症狀以上，持續超過兩週，大部分的時間皆是如此，就要小心可能是得了憂鬱症。

素（noradrenaline）、多巴胺（dopamine）、血清素（serotonin）等腦內傳遞物質，會影響心情起伏。

第一項發現，原本罹患憂鬱症的病患，在服用結核治療藥物依普尼西（iproniazid）後，心情輕鬆不少。調查發現，依普尼西會妨礙單胺氧化酵素（MAO）將血清素、正腎上腺素等單胺加以氧化分解，所以服用後可以維持高濃度單胺，心情也會變好。

第二項發現，服用高血壓治療藥物蛇根鹼（reserpine）的病患中，有15%左右會發生嚴重憂鬱症，探討原因發現是因為蛇根鹼降低了腦內的單胺濃度。由於這些事實，學界認為憂鬱症發作是因為大腦缺乏血清素、正腎上腺素等單胺，叫做「單胺假說」。

第三項發現，在分析自殺的憂鬱症病患的腦髓液體（頭蓋骨內浸泡大腦與脊髓的液體）後，發現血清素分解物的量極少。所以推論憂鬱症與腦內血清素濃度降低也有因果關係。

如果單胺假說正確，那麼只要提高腦內的血清素或正腎上腺素濃度，應該就能使心情好轉。目前醫學界所使用的策略，並非

直接提高血清素或正腎上腺素濃度，而是使用間接方式，提高傳遞物質的使用效率，並根據此想法開發出各種抗憂鬱藥物。

◎控制傳遞物質量

以神經細胞為例，負責傳送資訊的部分叫做「節前纖維」（preganglionic fiber），負責接收資訊的部分叫做「節後纖維」（postganglionic fiber）。神經細胞（節前纖維）與神經細胞（節後纖維）之間不會直接連接，兩者之間還有突觸。

節前纖維所送出的單胺，會經過突觸到達節後纖維，並與該處表面的受體結合。如此一來，節後纖維內部就會產生神經訊號。神經訊號的產生強度，與受體所結合的傳遞物質量成正比。而傳遞物質的量，取決於MAO和再吸收受體兩個因素。

MAO會分解神經細胞所生產的正腎上腺素等單胺，所以MAO越多單胺就越少，反之MAO越少單胺就越多。

而且，節前纖維所送出的傳遞物質不會全部達到節後纖維。再吸收受體會捕捉突觸中的傳遞物質，送回節前纖維。

◎功能與機轉

1985年，學者偶然發現了能夠明顯改善憂鬱症病患心情的物質，妥復腦（Tofranil，一般名伊米普樂敏imipramine）。起初學者們並不知道為什麼它可以改善憂鬱，後來才明白它可以妨礙血清素（或正腎上腺素）再吸收受體的活動。

由於再吸收受體會捕捉突觸中的血清素，強制吸收回到節前纖維，所以會妨礙血清素與節後纖維的受體結合。

但是如果妥復腦先跟再吸收受體結合，再吸收受體就無法再和血清素結合，所以節後纖維能接收的血清素量就會增加。血清素量增加，心情就會好轉，憂鬱也會改善。但是妥復腦不僅會阻

圖 2 　使大腦亢奮以改善情緒低落的抗憂鬱劑

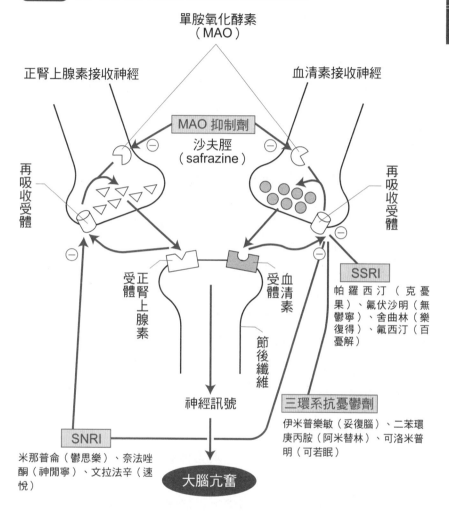

止再吸收受體的功能，還會與乙醯膽鹼（acetylcholine）受體結合而妨礙其功能，所以會出現口渴、便秘、嗜睡等副作用。

妥復腦和同類藥物都有個特徵，分子由六角環、七角環、六角環共三個環並列而成，故稱為「三環系抗憂鬱劑」。伊米普樂

敏（妥復腦，imipramine）、二苯環庚丙胺（amitriptyline）、可洛米普明（可若眠，clomipramine）皆屬此類。

◎三環系抗憂鬱劑的副作用

三環系抗憂鬱劑的副作用，目前已知有口渴、便秘、嗜睡、排尿困難、心悸、心律不整、目眩、噁心、體重增加、精神錯亂、焦慮、失眠、勃起障礙、性冷感等。

◎SSRI（選擇性血清素再吸收抑制劑）

上述三環系抗憂鬱劑的副作用，大部分都是因為三環系抗憂鬱劑不僅跟人體的再吸收受體結合，也會跟乙醯膽鹼受體結合，壓抑乙醯膽鹼神經（抗膽鹼作用）所致。

既然如此，如果有一種藥物只跟血清素再吸收受體結合，應該就不會有這些副作用了。SSRI就是根據這種想法所創造出來的抗憂鬱劑，代表種類有帕羅西汀（克憂果，paroxetine）、氟伏沙明（無鬱寧，fluvoxamine）、舍曲林（樂復得，sertraline）、氟西汀（百憂解，fluoxetine）等等。SSRI的作用是妨礙神經細胞所分泌的血清素進行再吸收，提高血清素利用效率，讓大腦亢奮。

◎SSRI的副作用

SSRI的副作用大多是由於血清素神經過度亢奮，造成噁心、嘔吐、性功能障礙、腹瀉。但是最可怕的，則是藥物過度提升腦中血清素功能，而造成的血清素症候群。代表性症狀有頭痛、目眩、嘔吐、冒汗、發燒、心悸、低血壓、極度疲勞、昏睡等等。

歐美各國已知，SSRI還有增加自殺衝動或攻擊性的嚴重副作用。直到2009年5月，日本厚生省才承認這項事實，在藥物說明上增加「可能增加攻擊性」的說明文字。

◎SNRI（選擇性血清素‧正腎上腺素再吸收抑制劑）

正腎上腺素有強化衝動的效果，所以用SNRI同時提升血清素與正腎上腺素的效果，就能更加改善憂鬱症狀。

代表性的藥物有米那普侖（鬱思樂，milnacipran）、奈法唑酮（神閒寧，nefazodone）、文拉法辛（速悅，venlafaxine），日本常用的是米那普侖。

SNRI的副作用大多是因為正腎上腺素神經過度亢奮，造成排尿困難、頭痛、心跳加速、血壓上升。

◎MAO抑制劑

MAO抑制劑的代表是沙夫脛，但是副作用太多，目前幾乎無人使用。

常用藥物

- SSRI——帕羅西汀（paroxetine）、氟伏沙明（fluvoxamine）、舍曲林（sertraline）、氟西汀（fluoxetine）。
- SNRI——米那普侖（milnacipran）、奈法唑酮（nefazodone）、文拉法辛（venlafayine）。
- 三環系抗憂鬱劑——伊米普樂敏（imipramine）、阿米替林（amitriptyline）、可洛米普明（clomipramine）。

伊米普樂敏

帕羅西汀

雙極性精神失調疾病（躁鬱症）用藥

◎雙極性失調是什麼疾病

雙極性失調（bipolar disorder）一般稱為「躁鬱症（manic-depressive illness）」，病患會反覆呈現狂躁狀態和憂鬱狀態。狂躁症是大腦異常亢奮的症狀，是與憂鬱症呈相反對比的疾病。狂躁症病患的心情非常高昂，滿腦子創意，對什麼事情都有興趣；由於心情激昂，精神飽滿，晚上根本睡不著，食欲也很旺盛。

這算是疾病嗎？看起來好像都很正面，但是狂躁症的專注力不會持久，所以不論工作、興趣、計畫，都是虎頭蛇尾，半途而廢。而且狂躁症病患會把自己做的芝麻小事吹噓成世紀大發明，感覺自己是世界偉人，對他人有攻擊行為，因此對親友來說是很大的困擾。若狂躁症的症狀惡化，會變得衝動而缺乏判斷力，破壞人際關係、搞丟工作、亂花錢，最後把自己搞得一文不名。

雙極性失調的患病率約為1%，遠低於憂鬱症的5到25%，但是狂躁較輕微的病例很容易被誤診為憂鬱症。

◎狂躁症發病的原因

當正腎上腺素和血清素這類的單胺濃度過低，大腦就無法亢奮，而成為憂鬱症。所以只要對大腦施用提高單胺濃度的藥物，就可以改善憂鬱症。像是三環系抗憂鬱劑、SSRI、SNRI都是有一定效果的抗憂鬱劑。

我們知道，單胺會使大腦亢奮，可以讓人心情變好，充滿行動力。

圖 3 狂躁症與抗狂躁藥劑的藥效機轉

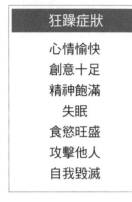
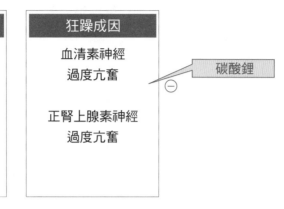

狂躁症狀
心情愉快
創意十足
精神飽滿
失眠
食慾旺盛
攻擊他人
自我毀滅

狂躁成因
血清素神經 過度亢奮
正腎上腺素神經 過度亢奮

碳酸鋰

　　但是，當單胺濃度過高，大腦就反而會過度亢奮，造成狂躁、焦慮、失眠等等。

◎功能與機轉

　　狂躁症病患（或是躁鬱症病患的狂躁狀態）想要恢復正常，就要抑制大腦亢奮狀態。大腦異常亢奮的原因之一，是單胺分泌過剩，所以降低神經細胞分泌的單胺量即可，可惜，目前尚未發現可以抑制單胺分泌量的藥物。

　　自古以來，人們就懂得用碳酸鋰（lithium carbonate）來治療狂躁症。19世紀開始，人們用碳酸鋰來治療痛風或風濕，但是目前已經沒有人這麼用。1940年代，研究尿液中毒性物質的澳洲醫師約翰・蓋德（John Gaede），在使用天竺鼠做的實驗中，發碳酸鋰具有鎮靜效果。到了1949年，他進行碳酸鋰的人體臨床實驗，發現原本失眠的狂躁患者竟然可以入睡，後來碳酸鋰就成了抗狂躁劑。

　　雖然目前還不明白碳酸鋰為何能夠治療狂躁症，但是正腎上

腺素或血清素與受體結合時，會發生異常大的神經訊號，碳酸鋰會減弱該訊號傳達到神經細胞中的強度。所以要是給憂鬱症病患誤診而開了碳酸鋰藥物，原本就不太亢奮的腦就會變得更加消沉，使症狀惡化。

　　碳酸鋰並沒有速效性，用碳酸鋰來抑制狂躁症，需要七至十天。所以當狂躁症的亢奮狀態快速提升時，必須同時使用苯重氮基鹽類（benzodiazepines）、哈泊度（haloperidol）等，來抑制大腦亢奮。碳酸鋰的副作用有顫抖、運動失調、失語、甲狀腺腫大、水腫等。

　　為了維持雙極性失調病患的心情穩定，也可以使用抗癲癇藥物卡巴氮平（carbamazepine）或丙戊酸（valproic acid）。

常用藥物

　　哈泊度（haloperidol）、卡巴氮平（carbamazepine）、丙戊酸鈉（valproic acid）：

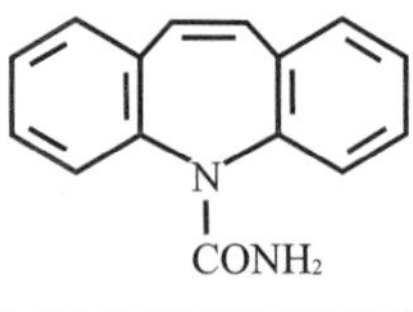

卡巴氮平

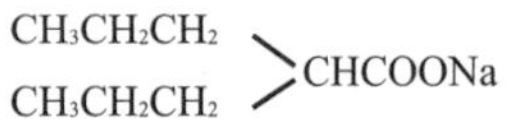

丙戊酸鈉

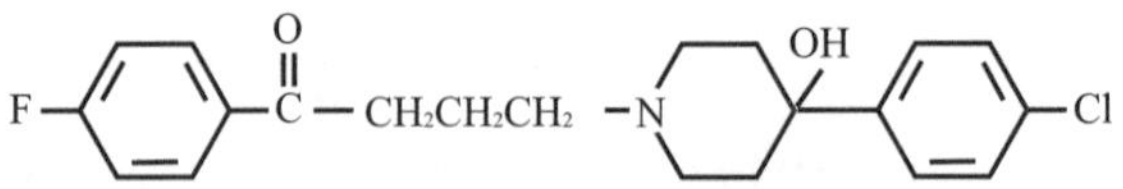

哈泊度

焦慮症用藥與失眠用藥

◎焦慮症與失眠是什麼疾病

　　焦慮就是無法安心，一直擔心某些事情的心理狀態。當然，任何人都會焦慮。只要我們活在世上，就一定會擔心什麼事情。

　　雖然大部分人煩惱擔心，但還算可以承受，而且持續不久，之後又能恢復正常。而且，一般人知道擔心的原因，只要原因消除，焦慮也會消失，所以平常的擔心並不算疾病。

　　但是有些病態的擔心就不一樣。病態焦慮的特徵，就是不知道原因，時間持續很久，而且不會去解決問題，所以病患無法承受痛苦，也無法過正常生活。病態焦慮症狀加劇之後，還會出現心悸、冒汗、顫抖、焦慮等現象。

　　當大腦異常亢奮時，會發生焦慮或失眠。只要抑制大腦亢奮，應該就能減緩焦慮，稱為抗焦慮作用。具有抗焦慮作用的物質也可以幫助睡眠，所以醫院會開抗焦慮劑當做安眠藥。

　　白天清醒工作，晚上呼呼大睡，這是人類經長久演化所得到的生活作息循環，但是這種規律循環可能會因為壓力或焦慮而錯亂，結果導致該睡的時候睡不著，這就是失眠，治療失眠的藥物稱為安眠藥。

◎焦慮症或失眠的發病原因

　　我們之所以會有情緒，是來自於大腦中央的大腦邊緣系統，當此區塊釋放過多單胺，大腦就會過度亢奮而造成焦慮。

　　大腦邊緣系統包含讓人清醒的覺醒系統和讓人入睡的睡眠系

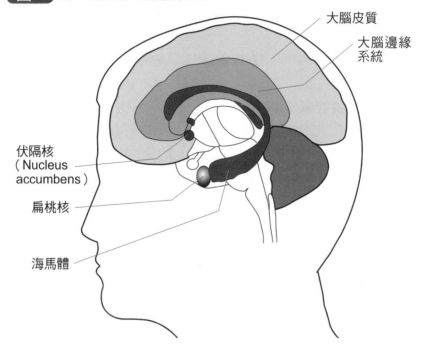

圖 4 產生情緒的大腦邊緣系統

大腦皮質

大腦邊緣系統

伏隔核
（Nucleus accumbens）

扁桃核

海馬體

邊緣系統過度亢奮就會造成焦慮。邊緣系統中分成讓人清醒的覺醒系統和讓人入睡的睡眠系統，當覺醒系統比睡眠系統強勢，人就無法入睡。

統。若因為壓力而使情緒高漲，覺醒系統就會比睡眠系統強勢，於是人便無法入睡。這就是失眠。

　　睡眠分成淺度睡眠（rapid eye movement sleep, REM快速動眼期睡眠）和深度睡眠（非快速動眼期睡眠），這兩種睡眠大概每90分鐘就會交換。睡眠就這樣深淺互換，到了早上就醒過來。

　　睡眠正常的人，入睡30到60分鐘之後，就會進入非快速眼動期睡眠中最深度的慢波睡眠（slow wave sleep, SWS）。在慢波睡眠中，副交感神經比較強勢，除了身體放鬆之外，還會分泌生長激素，修復白天活動所造成的肌肉損傷。

有人在床上躺半天就是睡不著，這種失眠稱為睡眠障礙，好發於年輕人身上。由於擔心某些事情，或是第一次出遠門之前，很容易輾轉難眠。

有人是睡得淺，半夜會醒過來好幾次，醒了之後又很難入睡，這種失眠屬於時睡時醒。而凌晨就醒過來的則屬於清晨清醒，年長者和憂鬱症患者多屬於這一類。

◎抗焦慮劑與安眠藥的功能與機轉

大腦邊緣系統過度亢奮時，會使情緒高漲，造成焦慮。情緒高漲會使覺醒系統過度亢奮，因而造成失眠。所以只要壓抑大腦邊緣系統，就能抑制覺醒系統過度亢奮。大腦中負責踩煞車的物質，是一種天然胺基酸——伽馬胺基丁酸（GABA, γ-aminobutyric acid），屬於抑制性神經傳遞物。

神經細胞內有薄膜，將之分成內側與外側，內側鉀離子較多，帶正電，外側鈉離子和氯離子較多，帶負電，內外極性反轉，就會產生電流，這就是神經細胞亢奮。

但是當伽馬胺基丁酸與受體結合時，氯離子閘門會打開，外側氯離子會一口氣往內側衝。結果神經細胞內側的氯離子較多，使內側帶負電。於是神經細胞內的電極性，就比伽馬胺基丁酸與受體結合之前相反。

大腦中的伽馬胺基丁酸受體的旁邊有苯重氮基鹽（benzodiazepine）受體，如果有苯重氮基鹽類與受體結合，就會更加強化伽馬胺基丁酸的功能，大腦的煞車會踩得更用力。所以攝取苯重氮基鹽類可以幫助大腦緊急煞車，抑制大腦的異常亢奮。

乍聽之下，抗焦慮劑與安眠藥似乎不同，事實上作用是一樣的。目前使用的抗焦慮劑與安眠藥，都是苯重氮基鹽類藥物。

圖 **5** 用來治療焦慮與失眠的苯重氮基鹽類

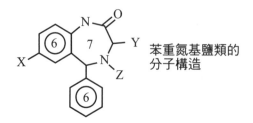

苯重氮基鹽類的
分子構造

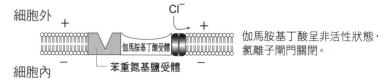

伽馬胺基丁酸呈非活性狀態，
氯離子閘門關閉。

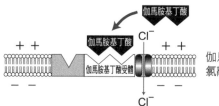

伽馬胺基丁酸與受體結合，使
氯離子閘門打開。

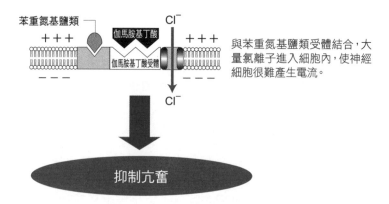

與苯重氮基鹽類受體結合，大
量氯離子進入細胞內，使神經
細胞很難產生電流。

抑制亢奮

苯重氮基鹽類是由兩個六角苯環與一個七角環共三環所組成，七角環裡面含有兩個氮原子。

苯重氮基鹽類受體只存在於腦中，功能很特別，是專門為了重要的大腦適時減速，下達指令給掌管情緒的大腦邊緣系統，以及產生欲望的腦幹下視丘。

苯重氮基鹽類藥物酣樂欣（Halcion）一上市，馬上就成為最暢銷的抗焦慮劑冠軍，不僅是因為它很有效，也因為它的安全性。

我們用藥物致死劑量與有效劑量相除所得的數值，來表示藥物的安全性。如果數值為1，代表該藥物只要服用有效劑量就必死無疑，非常危險（等於是劇毒）。數值越大，代表致死劑量對有效劑量越小，藥物也就越安全。

經過計算，嗎啡的值是10，抗精神分裂藥物氯丙嗪（chlorpromazine）是30，苯巴比妥（phenobarbital）是50，苯重氮基鹽類則是1000。可見在影響大腦與心靈的物質中，苯重氮基鹽類比其他藥物要安全許多。

失眠種類	推薦用藥
時睡時醒	短時間作用型：溴替唑侖（brotizolam）氯甲西泮（lormetazepam）
清早清醒	中時間作用型：耐妥眠（nitrazepam），氟耐妥眠（flunitrazepam），艾伊塔諾浪（estazolam）

◎副作用

健忘、嗜睡、宿醉，駕駛時容易發生交通意外，如果持續使用，最短四周之內就會上癮，上癮後如果突然中斷服用，會引起頭痛、倦怠感、焦慮、失眠、焦慮、顫抖等戒斷症狀。為了避免戒斷症狀發生，必須每兩周將藥量減少四分之一。

- 長時效型——二氮平（diazepam）、氯噁唑侖（cloxazolam）、氟二氮平（fludiazepam）、氯二氮平（chlordiazepoxide）、歐拉（oxazolam）。
- 中間型——三氮二氮平（alprazolam）、樂耐平（lorazepam）、布馬平（bromazepam）。
- 短時型——氯噻西泮（clotiazepam）、依替唑侖（etizolam）、氟他唑侖（flutazolam）。
- 超短時效型——阿若南（triazolam）。

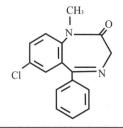

利爾治伴
（長時效型）

樂耐平
（中間型）

氯噻西泮
（短時效型）

阿若南
（超短時效型）

2-4 帕金森氏症用藥

◎帕金森氏症是什麼疾病

　　帕金森氏症，是英國醫師詹姆斯・帕金森（James Parkinson）於1917年首次發表的腦部疾病。發病患者通常是65歲以上的高齡者，病患身體動作僵硬，面無表情，手腳發抖，肌肉不易活動，任何動作一開始都很吃力。但是開始走起路來就會越來越快，反而容易跌倒，站立時會往前傾。

　　正常人身體動作應該圓滑順暢，而帕金森氏症病患的特徵就是運動障礙。另外，由於服用藥物造成腦內缺乏多巴胺，也可能造成手腳發抖，產生類似帕金森氏症的症狀。以上統稱為帕金森氏症候群。

◎帕金森氏症發病的原因

　　大腦中的錐體外徑系統（extrapyramidal system）負責無意識的肌肉活動，使人體做出流暢動作。錐體外徑系統的運動神經，由中腦的黑質（substantia nigra）和大腦的紋狀體（striatum）兩處的神經來控制。黑質含有較多的多巴胺，好比是煞車；另一方面，紋狀體含有較多乙醯膽鹼，好比是於油門。

　　當腦內的多巴胺神經遭到破壞，或是死亡，黑質就會缺乏多巴胺，無法控制亢奮。這麼一來，紋狀體持續地踩油門，相對就太過強勁，造成錐體外徑系統的運動神經更加亢奮。

　　過多亢奮會透過下視丘、運動區、脊髓而傳達到肌肉，便造成帕金森氏症特有的手腳顫抖和動作僵硬。

圖 6 大腦掌管身體的流暢動作

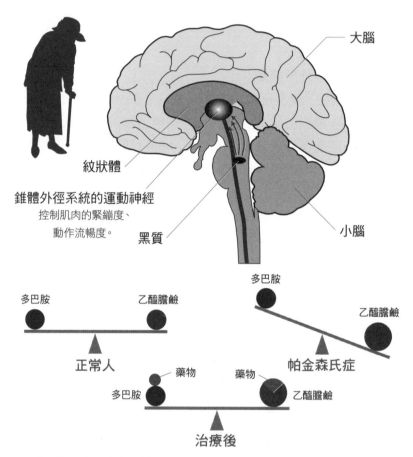

大腦

紋狀體

錐體外徑系統的運動神經
控制肌肉的緊繃度、
動作流暢度。

黑質

小腦

多巴胺

多巴胺　　　乙醯膽鹼

乙醯膽鹼

正常人

帕金森氏症

藥物

多巴胺

藥物

乙醯膽鹼

治療後

椎體外徑的運動神經是藉由黑質（富有多巴胺）－紋狀體（富有乙醯膽鹼）的平衡來保持正常運作。一旦該平衡狀態產生異常，導致多巴胺減少或乙醯膽鹼增加，就會發生帕金森氏症。該疾病的治療通常是使用提高多巴胺作用的藥物，或是抑制乙醯膽鹼作用的藥物。

◎抗帕金森氏症藥物的功能與機轉

帕金森氏症的成因，是黑質變異造成減速用的多巴胺濃度不足，相較之下，加速用的乙醯膽鹼會過剩，使運動神經過度亢奮。想要把過度亢奮的運動神經控制為適當狀態，可以補充不足的多巴胺，或是抑制過剩的乙醯膽鹼。

①補充不足的多巴胺

⒜補充多巴胺前驅體

有人認為，想要補充腦內不足的多巴胺，只要服用多巴胺或注射多巴胺就好，事實上這些做法完全無效。無論什麼物質，想在腦中發揮功能，必須先進入腦中。但是大腦是人體最重要的器官，它設置有一道由脂肪所構成的血腦障壁（blood-brain barrier），來篩選可以通過的物質，因此不是什麼物質都可以通過這個障礙到達大腦。

由於外來的多巴胺無法通過血腦障壁，也無法進入腦中，所以無論吃藥或打針都沒用。

因此，科學家先給多巴胺戴上面具，偽裝成脂溶性物質，等它安全通過血腦障壁之後再拆下面具。而拆面具的任務，就交給大腦內的酵素。

在這個思維下所產生的藥物，就是帶上二氧化碳面具的多巴胺——左多巴（levodopa）。左多巴進入大腦之後，左多巴轉換酵素就會帶走二氧化碳，讓它恢復成多巴胺。所以左多巴就是藉由代謝，將非活性物質轉換為活性藥物的前驅劑。

可惜左多巴雖然可以改善帕金森氏症的症狀，卻無法徹底治療。

由於維生素B_6（抗皮炎素，pyridoxine）具有強化左多巴轉換酵素的功能，所以不能跟左多巴同時服用。如果同時服用左多巴和維生素B_6，大部分的左多巴會在腸胃中變回多巴胺，只剩下少

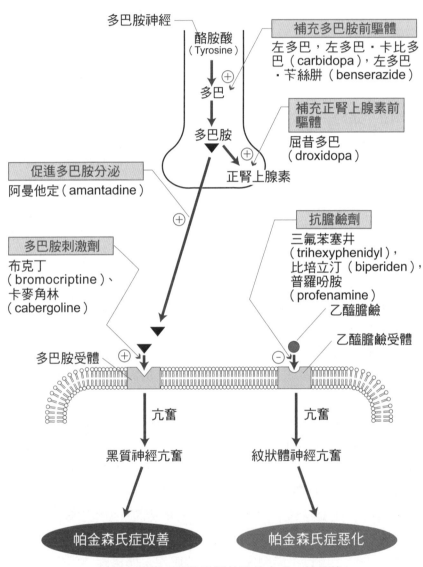

圖 7 抗帕金森氏症藥物的功能

多巴胺神經

酪胺酸（Tyrosine）

補充多巴胺前驅體
左多巴，左多巴‧卡比多巴（carbidopa），左多巴‧苄絲肼（benserazide）

多巴

多巴胺

補充正腎上腺素前驅體
屈昔多巴（droxidopa）

正腎上腺素

促進多巴胺分泌
阿曼他定（amantadine）

多巴胺刺激劑
布克丁（bromocriptine）、卡麥角林（cabergoline）

抗膽鹼劑
三氟苯塞井（trihexyphenidyl），比培立汀（biperiden），普羅吩胺（profenamine）

乙醯膽鹼

乙醯膽鹼受體

多巴胺受體

亢奮

亢奮

黑質神經亢奮

紋狀體神經亢奮

帕金森氏症改善

帕金森氏症惡化

抗帕金森氏症藥物發揮效果的方式，就是使多巴胺神經亢奮，或是抑制膽鹼動作性神經

部分左多巴可以進入大腦，藥效當然大打折扣。

左多巴轉換酵素不只存在於腦中，也存在於腸胃中，從外界攝取的左多巴被左多巴轉換酵素拆下面具後，效果就會減低。所以這時要再動點手腳，可以一併攝取卡比多巴（carbidopa）或是苄絲肼（benserazide），來抑制腸胃中左多巴轉換酵素的功能，藉此減少左多巴攝取量，來降低副作用。

(b)補充正腎上腺素前驅體

在左多巴的苯環所連接的碳上，再多連接一個氫氧基，就變成屈昔多巴。屈昔多巴會被腦內酵素轉換為正腎上腺素，因而發揮藥效。由於正腎上腺素的分子構造與多巴胺相當類似，故也具有抗帕金森氏症的作用。

(c)促進多巴胺分泌

金鋼銨（amantadine）可以刺激還沒遭到破壞的黑質多巴胺神經，使它分泌多巴胺。金鋼銨原本是A型流感的抗病毒劑，偶然間被發現具有改善帕金森氏症的效果。

(d)多巴胺刺激劑

帕金森氏症病患的腦中雖然缺乏多巴胺，但是依然有許多受體。所以用布克丁、卡麥角林等多巴胺刺激劑跟多巴胺受體結合，刺激多巴胺神經，也可以達到療效。

◎副作用

左多巴的副作用有食慾不振、噁心、嘔吐等腸胃障礙，如果分開服用就能減輕症狀，有時會引起低血壓或心律不整，也可能產生臉部或肢端的不自主運動（dyskinesia）、焦慮、妄想、幻覺、憂鬱等等。

布克丁、卡麥角林的副作用除了食慾不振、噁心、嘔吐、心律不整、運動困難之外，還會引起混亂、幻覺、妄想等等。

金鋼銨的副作用是焦慮、動搖、失眠、混亂、幻覺等等，另外它也會引發水腫，不過可用利尿劑治療。

②抗膽鹼劑

只要抑制紋狀體的乙醯膽鹼的作用過度，就可以改善帕金森氏症的症狀。既然如此，只要妨礙乙醯膽鹼與受體結合就可以達成目的。

能夠達成此項功能的抗膽鹼劑有三氟苯塞井、比培立汀、普羅吩胺等，但是，雖然這些藥可以改善帕金森氏症中發抖或僵硬等症狀，卻無法解決動作遲緩的問題，副作用包含嗜睡、缺乏注意力、混亂、幻覺。

常用藥物

- 補充多巴胺——左多巴（levodopa），屈昔多巴（droxidopa），左多巴‧卡比多巴（carbidopa/levodopa），左多巴‧苄絲肼（levodopa/benserazide）。
- 多巴胺刺激劑——布克丁（bromocriptine），卡麥角林（cabergoline），羅匹尼羅（ropinirole）。
- 抗膽鹼劑——三氟苯塞井（trihexyphenidyl），比培立汀（biperiden），普羅吩胺（profenamine）。

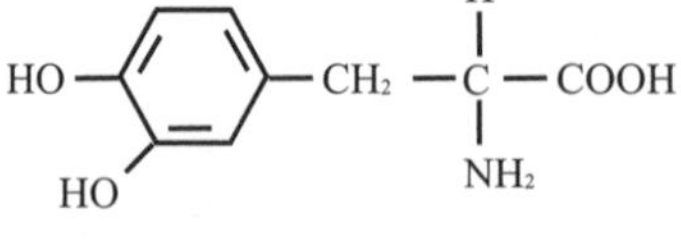

左多巴

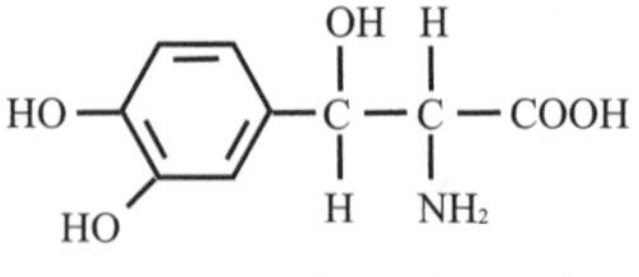

屈昔多巴

精神分裂症用藥

◎精神分裂症是什麼疾病

精神分裂症可說是心理疾病的代表，甚至只要提到「精神病」就會想到精神分裂。日本認為精神分裂這個稱呼帶有嚴重歧視，所以在2002年已經統一改用「統合失調症」取代之。台灣又稱為「精神障礙」。

精神分裂症通常發生在十五至三十五歲之間，症狀特徵是幻聽、幻覺、妄想。幻聽就是聽到實際上不存在的聲音，譬如四下無人，卻聽到有人在罵自己。幻覺則是看到不存在於現實中的影像。

妄想就是把虛假的事情當成現實，其中特別常見的就是被害妄想，例如「鄰居用竊聽器跟針孔攝影機監視我」、「有人在我的果汁跟咖啡裡下毒」等。雖然旁人都知道沒這回事，本人卻深信不疑，這就是妄想的特徵。

當幻聽、幻覺、妄想長期持續下去，病患就會做出自言自語等怪異行為，失去鬥志，對人冷漠，不想接觸人群，甚至躲在家裡自閉，無法進行正常社會生活。雖然藥物可以改善症狀，治療卻大多要持續終生。

◎精神分裂症的原因

當腦中的多巴胺、正腎上腺素、血清素等傳遞物質均衡交流，心理就會正常運作。

但是當某些影響造成傳遞物質失衡，就會產生各種心理疾

病。

　　精神分裂症，可能是因為掌管情緒的大腦邊緣系統中，多巴胺濃度過高造成多巴胺神經過度亢奮所致，這就是多巴胺假設。

　　支持該假設的證據有三項。第一，目前使用的精神分裂症用藥，幾乎都是妨礙多巴胺與受體（尤其是D2受體）結合的藥物（多巴胺拮抗劑）。第二，服用左多巴之類的多巴胺神經激發劑，副作用就是會產生精神分裂症。第三，此症患者的腦中，多巴胺受體有增加的現象。

　　但是最近也有人開發出妨礙血清素受體結合的血清素拮抗劑，用在以往藥物無法發揮療效的病例上。

◎抗精神分裂症藥物的功效與機轉
①多巴胺拮抗劑

　　根據假設，多巴胺分泌過度造成大腦異常亢奮，才會引發精神分裂症，那麼只要抑制這個異常亢奮狀態，症狀就能改善。所以只要阻止神經末梢所釋放的多巴胺與受體結合即可。代表性的多巴胺拮抗劑有：氯丙嗪（chlorpromazine）、哈泊度（haloperidol）、氟奮乃靜（fluphenazine）等。

　　這三種藥物中，都有類似多巴胺分子構造的部分，會取代多巴胺與多巴胺受體結合，阻止神經細胞亢奮。結果，與受體結合的多巴胺會減少，異常亢奮會消失，於是改善精神分裂的症狀。

　　這三種藥雖都跟多巴胺很像，卻不會讓神經產生亢奮訊號，關鍵就在於它們的化學鍵。多巴胺的鍵結是「苯-C-C-N」，其他三種藥物則多了一個碳，成為「苯-C-C-C-N」。僅有這樣小小的差別，就讓它們能與多巴胺受體結合，而且不會產生亢奮訊號。只差一個碳，一邊可以讓大腦亢奮，另一邊則可以讓大腦冷靜。

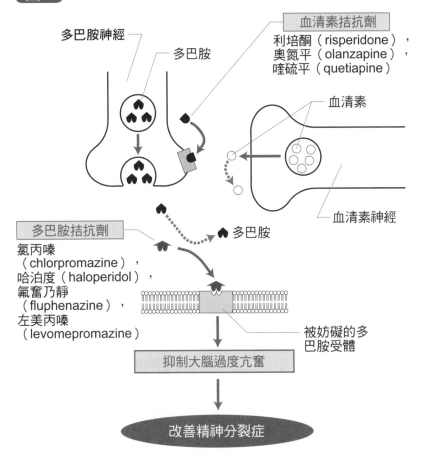

圖 8 精神分裂症用藥分為多巴胺拮抗劑和血清素拮抗劑

多巴胺神經

多巴胺

血清素拮抗劑
利培酮（risperidone），
奧氮平（olanzapine），
喹硫平（quetiapine）

血清素

多巴胺拮抗劑
氯丙嗪
（chlorpromazine），
哈泊度（haloperidol），
氟奮乃靜
（fluphenazine），
左美丙嗪
（levomepromazine）

多巴胺

血清素神經

被妨礙的多
巴胺受體

抑制大腦過度亢奮

改善精神分裂症

【副作用】

　　服用多巴胺拮抗劑會抑制黑質的多巴胺神經，所以會引發帕金森氏症候群、靜坐不能（akathisia）、肌張力不全症（dystonia）等等。帕金森氏症候群並不等於帕金森氏症，只是因為服用藥物之後大腦缺乏多巴胺，才會發生手腳顫抖，出現有如帕金森氏症般的症狀。

圖 9 抗精神分裂症用藥的分子構造

氯丙嗪和哈泊度可以阻斷多巴胺神經

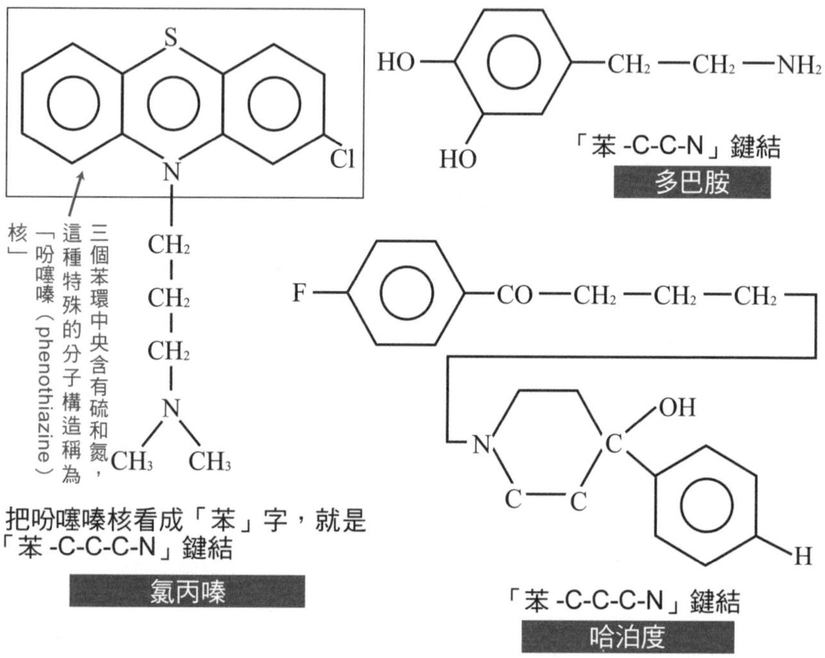
S
Cl
N
三個苯環中央含有硫和氮，這種特殊的分子構造稱為「吩噻嗪（phenothiazine）核」
CH2
CH2
CH2
N
CH3
CH3
把吩噻嗪核看成「苯」字，就是「苯 -C-C-C-N」鍵結
氯丙嗪
HO
HO
CH2
CH2
NH2
「苯 -C-C-N」鍵結
多巴胺
F
CO
CH2
CH2
CH2
N
C
OH
C
C
H
「苯 -C-C-C-N」鍵結
哈泊度

靜坐不能，就是無法安靜下來，一直動來動去，或站或坐的過動症狀。肌張力不全症則是有表情緊繃、脖子歪斜等症狀，此外還有發燒、冒汗、高血壓、混亂等案例報告。

②血清素拮抗劑

如果有些精神分裂症病患無法以多巴胺拮抗劑治療，就會使用血清素拮抗劑。利培酮、奧氮平、喹硫平等血清素拮抗劑，雖然阻斷多巴胺神經的功能不強，但是可以強力妨礙興奮性的血清素神經。結果自然可以抑制多巴胺釋出。

【副作用】

　　副作用與服用多巴胺拮抗劑的時候幾乎一樣，但是血清素拮抗劑的多巴胺拮抗效果較少，所以不像使用多巴胺拮抗劑一樣會引發明顯的帕金森氏症候群、坐立不安、肌張力不全症。

常用藥物

・多巴胺拮抗劑——氯丙嗪（chlorpromazine），哈泊度（haloperidol），氟奮乃靜（fluphenazine）。

・血清素拮抗劑——利培酮（risperidone），奧氮平（olanzapine），喹硫平（quetiapine），哌羅匹隆（perospirone），布隆色林（blonanserin）。

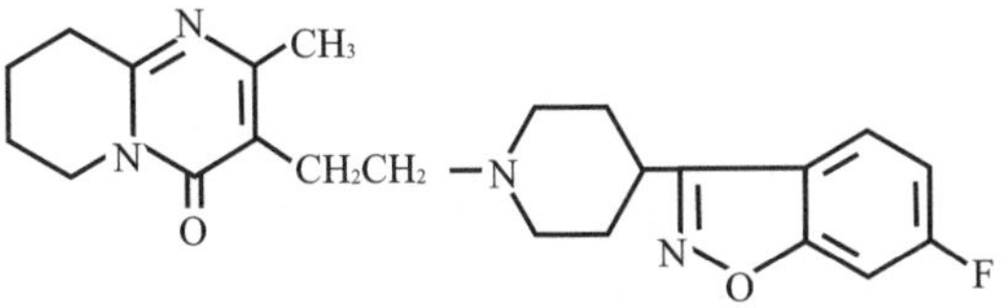

利培酮

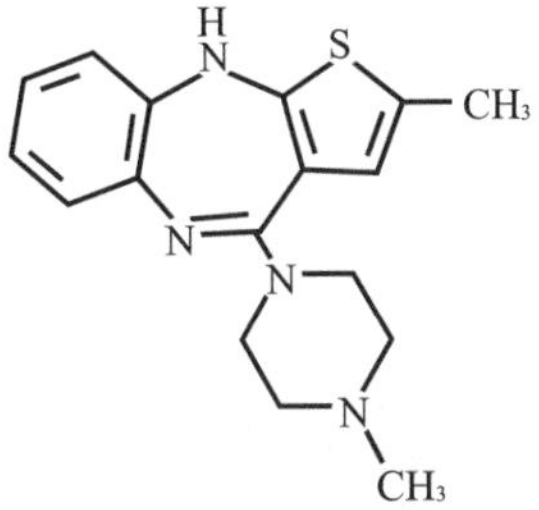

奧氮平

2-6

癲癇用藥

◎癲癇是什麼疾病

癲癇是腦神經細胞突然極度亢奮所發作的疾病，這是一種自古以來就相當有名的腦部慢性病，發病數大約是總人口的1%。哲學家蘇格拉底、新約聖經作者之一聖保羅、政治家拿破崙，都是罹患癲癇的名人。

癲癇症狀的特色，是腦神經網路短暫極度亢奮，造成喪失意識或記憶，而且每隔一段時間就發生痙攣。

癲癇可大致分為全面發作和部分發作兩大類。全面發作是整個大腦產生異常亢奮，整個腦都能發現異常腦波；部分發作則是只有大腦某部分產生異常亢奮，也只有該處出現異常腦波。

◎癲癇發病的原因

大腦產生適度亢奮，讓我們能夠做出正常的判斷和行動，但是當大腦過度亢奮，就可能造成癲癇。

神經細胞被薄膜包覆，薄膜外側帶正電，內側帶負電。神經細胞膜表面有讓鈉離子（Na^+）或鈣離子（Ca^{2+}）等特定離子通過的「門」，這道門稱為離子通道。

當離子通道過度活化，薄膜內外的離子流動就會太過激烈，造成神經細胞異常亢奮。而特定神經細胞所產生的亢奮訊號，在傳遞過程中會慢慢放大，引發大腦的異常亢奮。

也就是說，腦神經細胞亢奮的原因，在於薄膜表面鈉離子通道與鈣離子通道的極度活化，以及亢奮訊號傳遞。

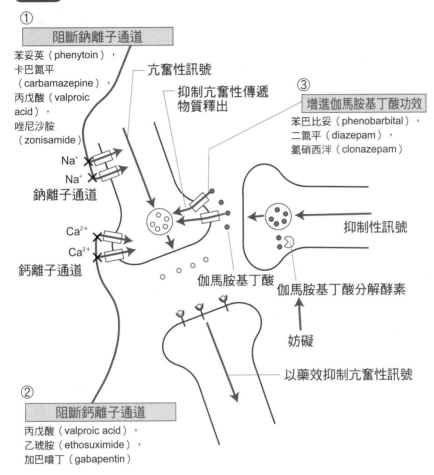

圖 10 抑制大腦異常亢奮的癲癇用藥

① 阻斷鈉離子通道

苯妥英（phenytoin），
卡巴氮平
（carbamazepine），
丙戊酸（valproic acid），
唑尼沙胺
（zonisamide）

亢奮性訊號

抑制亢奮性傳遞物質釋出

③ 增進伽馬胺基丁酸功效

苯巴比妥（phenobarbital），
二氮平（diazepam），
氯硝西泮（clonazepam）

Na^+
Na^+
鈉離子通道

Ca^{2+}
Ca^{2+}
鈣離子通道

抑制性訊號

伽馬胺基丁酸

伽馬胺基丁酸分解酵素

妨礙

以藥效抑制亢奮性訊號

② 阻斷鈣離子通道

丙戊酸（valproic acid），
乙琥胺（ethosuximide），
加巴噴丁（gabapentin）

　　鈉離子通道打開，會使神經細胞膜外側的許多鈉離子流入內側，使內側帶正電，外側帶負電，就會產生亢奮性電子訊號。

　　同樣地，鈣離子通道打開，使鈣離子流入神經細胞內，也會產生亢奮性電子訊號。

圖 **11** 癲癇發作的分類與治療藥物

發作分類／症狀與治療用藥		
部分發作（只有檢測出部分腦波異常） 　第一選擇用藥＝卡巴氮平　第二選擇用藥＝苯巴比妥，唑尼沙胺		
全面發作（整個大腦都產生異常腦波）		
	僵直間歇性發作 （大發作）	突然失去意識，一開始會僵直，之後則間歇性全身痙攣 　第一選擇用藥＝丙戊酸 　第二選擇用藥＝苯巴比妥，苯妥英
	失神性發作 （小發作）	突然失去意識數秒鐘 　第一選擇用藥＝丙戊酸 　第二選擇用藥＝乙琥胺
	肌抽躍發作	手腳或身體抽搐 　第一選擇用藥＝丙戊酸 　第二選擇用藥＝氯硝西泮

◎抗癲癇藥物的功能與機轉

　　有三種方法可以阻止過度亢奮的大腦：阻斷鈉離子通道，阻斷鈣離子通道，促進抑制性傳遞物質伽馬胺基丁酸的功能。

　　阻斷鈉離子通道的藥物有苯妥英、卡巴氮平、丙戊酸、唑尼沙胺。阻斷鈣離子通道的藥物有丙戊酸、乙琥胺、加巴噴丁。

　　促進大腦抑制物質伽馬胺基丁酸之功效的藥物，有苯巴比妥、利爾治伴、氯硝西泮。而丙戊酸則是可以阻止酵素分解伽馬胺基丁酸，有支援功能。

　　如果是部分腦波異常的部分發作，第一選擇用藥是卡巴氮平。倘若是整個大腦都產生異常腦波，第一選擇用藥則是丙戊酸。

◎副作用

癲癇藥可以強力抑制大腦亢奮，所以會造成嗜睡、意識模糊、缺乏主動，沒有積極作為等，此外還可能引發器官障礙，必須定期接受診斷。

常用藥物

卡巴氮平（carbamazepine），苯妥英（phenytoin），唑尼沙胺（zonisamide），丙戊酸（valproic acid），苯巴比妥（phenobarbital），乙琥胺（ethosuximide），氯硝西泮（clonazepam）。

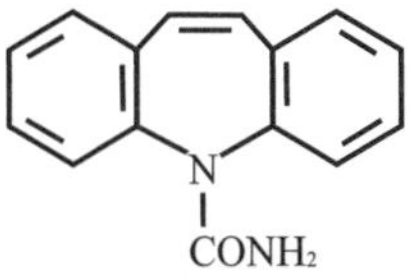
N
CONH2
卡巴氮平

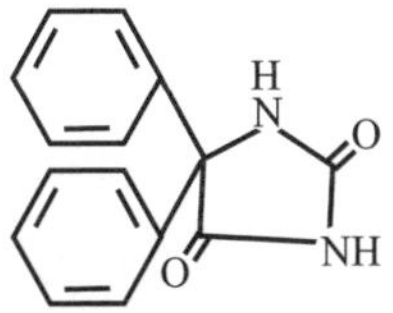
H
N
O
NH
O
苯妥英

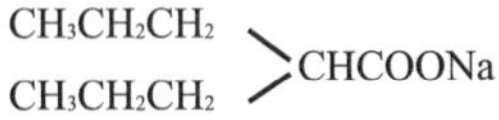
CH3CH2CH2
CH3CH2CH2
CHCOONa
丙戊酸鈉

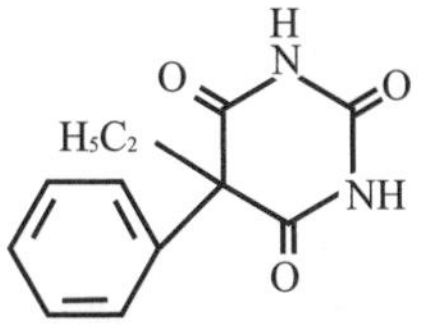
H
N
O
O
H5C2
NH
O
苯巴比妥

阿茲海默症用藥

◎阿茲海默症是什麼疾病

　　大多數人都希望長命百歲，但是活的越久，阿茲海默症的發病機率就越高。阿茲海默症是1906年由德國精神科醫師阿羅斯‧阿茲海默（Alois Alzheimer）所發表，當時他解剖一位剛去世的54歲女性之後，發現病患大腦有明顯萎縮的現象。

　　醫界原本認為，阿茲海默症在老化初期發病，然後快速併發失智症，跟老化之後才發病的失智症應該是不同疾病。但是到了1977年，發現這兩種病在臨床上和病理學上都非常類似，與發病原因無關。於是阿茲海默症立刻進入失智症的範疇，因而大受矚目。

　　根據美國阿茲海默症協會指出，美國國民罹患阿茲海默症的人數，1975年有50萬人，2005年有450萬人，2007年有510萬人，呈現爆發性成長，該協會還預估2050年會達到1100萬至1600萬人。台灣失智症協會則表示，估計國內失智症人數逾17萬人。

　　日本在2008年，預估國內有140萬人罹患包含阿茲海默症在內的失智症，其中大約一半，也就是70萬人，應該屬於阿茲海默症病患。隨著社會結構老年化，阿茲海默症病患的數量也在增加。

　　一旦罹患阿茲海默症，記憶力、方向感、語言溝通能力、判斷力、思考能力，全都會明顯降低。病患會忘記很多事情，或是出門走失。更嚴重的，還會在高速公路上逆向行駛，或是對照顧自己的家人暴力相向，造成許多意外與犯罪。美國也有越來越多阿茲海默症病患的家人，由於照顧壓力過大，引發焦慮、失眠、

糖尿病等等。

阿茲海默症的病情進展約在十年間會慢慢惡化，這十年之中，病患的大腦會有明顯變化；和正常人重量有1400公克的大腦相比，阿茲海默症病患的大腦卻只剩下800公克。

也就是說，阿茲海默症病患的大腦損失了600公克，也就是大約40%的神經細胞，而且根據病患死後解剖與MRI掃描，發現死亡的細胞都是額葉、頂葉、顳葉等大腦最先進的皮質部分，以及掌管記憶與學習的海馬體。

海馬體就是位在大腦深處，有如海馬一般彎曲的器官，相當於電腦中的記憶體。如果海馬體失去作用，就不能記憶新的東西，當然也無法學習。

◎阿茲海默症的發病原因

阿茲海默症一旦發病，腦神經細胞就會快速死亡，讓大腦變得空洞。調查病患大腦之後，可以發現神經原纖維纏結（neurofibrillary tangles, NFT）和腦部老人斑兩種病變。神經原纖維纏結，就是神經細胞的內部異常，T（tau）蛋白上面會附著許多的磷酸。

腦部老人斑則是大約40個胺基酸所構成的小型蛋白質β-類澱粉（β-amyloid），在腦中累積而成。

目前還無法確定這兩種病變何者為因，何者為果，如果先出現的是原因，後出現的是結果，那麼β-類澱粉囤積造成腦部老人斑，就是阿茲海默症的原因，這個說法稱為「類澱粉假說」。

如果這個假設正確，那麼要解開阿茲海默症之謎，開門見山的方法就是研究過多β-類澱粉如何造成神經細胞死亡。

目前，科學家正根據類澱粉假說，研究如何防止大腦囤積β-類澱粉，並開發相關藥物。

◎抗阿茲海默症藥物的功能與機轉

想要治療阿茲海默症，就是要防止腦神經細胞大量死亡，但是目前還在研究治療法的階段，所以僅有要找出改善阿茲海默症狀的治標療法。

◎關於乙醯膽鹼

觀察發現，阿茲海默症病患的腦中，掌管記憶、學習、認知的海馬體，明顯缺乏乙醯膽鹼，所以醫學界希望藉由增加乙醯膽鹼來改善症狀，於是想到了兩種方法，一種是增加腦內的乙醯膽鹼分泌量，另一種是抑制乙醯膽鹼分解。

腦內的乙醯膽鹼，是由卵磷脂（磷脂膽鹼Phosphatidylcholine）和乙醇胺來構成膽鹼，再跟醋酸元件乙醯基結合而成。醫學界認為，只要攝取卵磷脂，就能增加腦內的乙醯膽鹼，改善阿茲海默症的症狀。

美國根據這個想法進行了許多實驗，但是結果表示「毫無成效」。對病患施用卵磷脂，確實可以增加腦中的乙醯膽鹼濃度，但是實驗顯示這點程度的增加並不足以補充乙醯膽鹼神經的消失。

乙醯膽鹼會被乙醯膽鹼酯酶（acetylcholinesterase）的酵素分解為膽鹼和醋酸，所以只要妨礙這種酵素的功能，就能更加提升乙醯膽鹼濃度。

這種藥物稱為膽鹼酯酶抑制劑，代表性的藥物有愛憶欣（donepezil）、憶思能（rivastigmine）、利憶靈（galantamine）、塔克寧（tacrine）。

日本唯一可以使用的「阿茲海默症用藥」是愛憶欣。副作用有因為乙醯膽鹼神經亢奮所造成的噁心、嘔吐、食慾不振、頭痛、目眩等等，可以藉由服用抗膽鹼劑來改善。台灣則四種都有

圖 12 抗阿茲海默症用藥分成膽鹼酯酶抑制劑與 NMDA 受體部分拮抗劑

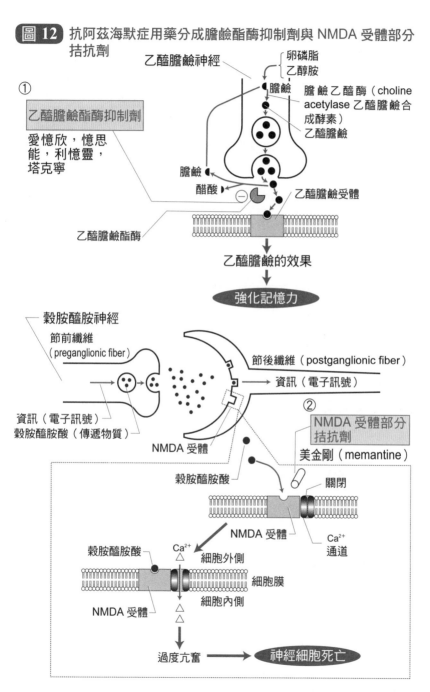

① 乙醯膽鹼神經

卵磷脂
乙醇胺

膽鹼

膽鹼乙醯酶（choline acetylase 乙醯膽鹼合成酵素）

乙醯膽鹼

乙醯膽鹼酯酶抑制劑

愛憶欣，憶思能，利憶靈，塔克寧

膽鹼

醋酸

乙醯膽鹼受體

乙醯膽鹼酯酶

乙醯膽鹼的效果

強化記憶力

穀胺醯胺神經

節前纖維（preganglionic fiber）

節後纖維（postganglionic fiber）

資訊（電子訊號）

資訊（電子訊號）
穀胺醯胺酸（傳遞物質）

NMDA 受體

② NMDA 受體部分拮抗劑

美金剛（memantine）

穀胺醯胺酸

關閉

NMDA 受體

Ca^{2+} 通道

穀胺醯胺酸

Ca^{2+}
細胞外側

細胞膜

NMDA 受體

細胞內側

過度亢奮 → 神經細胞死亡

使用。

　　日本正在進行臨床實驗，以後可能也會採用其他藥物。

◎防止神經細胞亢奮而死（NMDA受體部分拮抗劑）

　　穀胺醯胺酸（glutamine）是大腦製造記憶所不可或缺的重要傳遞物質之一，穀胺醯胺酸與受體結合造成神經細胞亢奮，於是形成記憶。

　　但是受體，尤其是稱為NMDA的受體，過度亢奮也不好，因為過度亢奮可能會引起神經病變，或是計畫性細胞死亡（apoptosis）。

　　當穀胺醯胺酸與NMDA受體結合，鈣離子通道會打開，使大量鈣離子進入神經細胞內。而大量流入的鈣離子會嚴重傷害神經細胞，導致計畫性細胞死亡。

　　雖然NMDA受體的過度亢奮可能會引發傷害，但由於NMDA受體與人腦學習與記憶有關，因此不能完全阻斷NMDA受體。科學家開發出部分阻斷NMDA受體的部分阻斷劑，防止神經細胞因為過度亢奮而凋亡。首先開發出來的就是美金剛（memantine）。

　　美金剛的副作用包含混亂、煩躁、頭痛、疲勞等等，與阿茲海默症的症狀很相似。由於美金剛與乙醯膽鹼拮抗劑的機轉不同，在美國通常會同時施用這兩種藥。

[常用藥物]

　　愛憶欣（donepezil），憶思能（rivastigmine），利憶靈（galantamine），塔克寧（tacrine），美金剛（memantine）。

第 **3** 章

心臟病、高血壓用藥

心臟衰竭／心絞痛／心律不整／高血壓等
藥物的功效與機轉

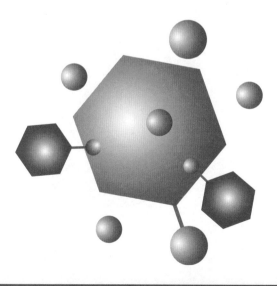

3-1 心臟的功能

　　心臟大約300公克，由肌肉所組成，跟拳頭差不多大小。它就像幫浦，把血液送到全身每個角落。一般成年人的心臟，在無動作時每分鐘會重複70至80次的收縮與舒張，總計輸送約5公升的血液。

　　心臟一天工作24小時，持續一生，它是由心肌構成的肌肉塊，心肌規律地面收縮舒張，讓血液充滿心臟，再被送至全身。

圖1 將血液送至全身的心臟

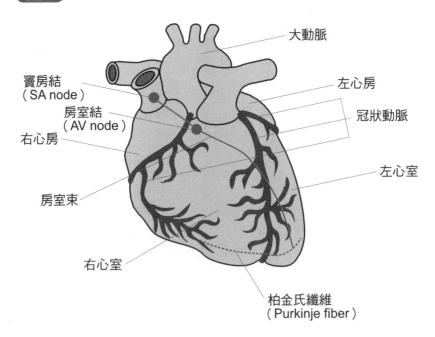

大動脈

竇房結
（SA node）

房室結
（AV node）

右心房

房室束

右心室

左心房

冠狀動脈

左心室

柏金氏纖維
（Purkinje fiber）

心臟左右各有一組心房與心室，當心室收縮，血液就會被送到肺臟以及全身各處。

心臟跳動指的是心臟肌肉以一定節奏收縮，這個節奏來自於右心房的竇房結，經過房室結、房室束，再到達柏金氏纖維觸發心室收縮。

◎腎上腺素與其受體深深影響心臟

這裡我們要討論對心臟有重大影響的腎上腺素與其拮抗劑。腎上腺素是交感神經末梢所釋放的激素，與受體結合之後就會產生作用。

腎上腺素受體分成α與β兩種，β對心臟的影響較大。β受體又分成三種，$β_1$多存在於心臟，$β_2$多存在於末梢血管、支氣管、子宮，脂肪組織中有許多$β_3$，受到刺激就會燃燒脂肪，減輕體重。

當$β_1$受體受到刺激，心跳就會增加，心肌收縮力也會提升。另一方面，$β_2$受體受到刺激，也會擴張末梢血管與支氣管。由於$β_1$影響較強，$β_2$影響較弱，雖然兩種受體功能相反，但是會以影響心臟的$β_1$優先作用。血液中含有腎上腺素，所以隨時充滿血液的心臟永遠都處在腎上腺素的亢奮狀態下。

普潘奈（propranolol）、吲哚洛爾（pindolol）、烯丙洛爾（alprenolol）可以同時阻斷$β_1$、$β_2$兩種受體。專門阻斷$β_1$受體的藥物有阿廷諾（atenolol）、倍他洛爾（betaxolol）、美托普洛（metoprolol）、艾思布妥（acebutolol）。專門阻斷$β_2$受體的藥物有布他沙明（butoxamine）。

3-2

心臟衰竭用藥

◎心臟衰竭是什麼疾病

人體約由六十兆個細胞所組成，每個細胞都需要使用氧氣與養分才能生存。血液負責將氧氣與養分送到每個細胞中，所以古人相信生命就在血液之中。

心臟則是幫浦，負責將重要的血液推往全身。所以，當心臟發生故障，血液就無法遍布全身，這個狀態便稱為「心臟衰竭」。

心臟衰竭的初期症狀，是全身疲勞，工作中心悸、喘不過氣，呼吸困難等等。當心臟衰竭惡化，皮膚和黏膜就會因為缺氧而發紺（cyanosis），並從口鼻吐出大量含有粉紅色泡沫的痰。

大多數心臟衰竭都是發生在左心室的左心室衰竭。左心室衰竭會降低左心室的收縮力，血液無法充分推往大動脈，而引起肺部瘀血，也就是肺瘀血。嚴重肺瘀血會導致呼吸困難，特徵是站立時會減輕症狀。

◎心臟衰竭的發病原因

心臟衰竭就是心肌收縮力降低，血液無法抵達大腦之外的末稍組織，造成供應不足的狀態。心肌收縮力降低的原因，可能是冠狀動脈變窄，血管血流量減少，高血壓，心律不整，心臟瓣膜症，心肌炎等等。

◎心臟衰竭藥物的功能與機轉

心臟衰竭起因於心肌收縮力降低，那麼只要提高心肌收縮力

就能痊癒。這時候使用的藥物就是「強心劑」，代表性的強心劑有毛地黃（digitalis）、兒茶酚胺（catecholamine）類、PDE（磷酸二酯酶，phosphodiesterase）抑制劑等等。

　　另外，減輕心臟負擔也可以改善心臟衰竭症狀，方法有擴張血管降低血壓，或是增加排尿量來減少血液量，都很有效果。這方面的藥物有降血壓劑血管收縮素酶（ACE）抑制劑，以及增加排尿量的利尿劑（參考第88頁）。

　　治療慢性心臟衰竭或瘀血性心臟衰竭，可使用利尿劑、ACE抑制劑、β受體拮抗劑等等。

◎**毛地黃製劑**

　　從毛地黃這種植物中所提煉出來的成分，是糖與類固醇結合

圖 2 提高心臟收縮力的毛地黃製劑

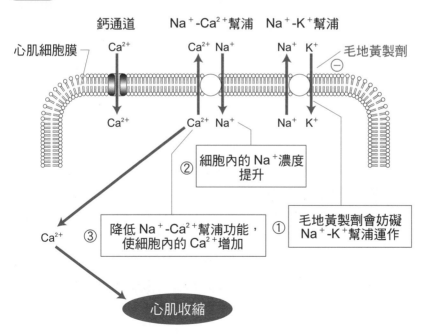

而成的物質，故也被稱為「強心配醣體」。

心肌細胞表面有著Na^+-K^+幫浦、Na^+-Ca^{2+}幫浦、鈣離子通道等，毛地黃會與Na^+-K^+幫浦結合，阻止其運作；Na^+-K^+幫浦會將Na^+運出細胞外，同時將K^+送進細胞內。

毛地黃會阻止幫浦的活動，所以會使細胞內的Na^+濃度增加。如此一來，將Na^+吸入細胞內，而將Ca^{2+}送至細胞外的Na^+-Ca^{2+}幫浦，功能就會跟著降低。細胞內的Ca^{2+}增加，會使心肌強力收縮。

毛地黃製劑包括毛地黃素（digoxin）、毛地黃毒素（digitoxin）、甲基毛地黃素（methyldigoxin）等等，美國核准使用的只有毛地黃素。毛地黃雖然可以改善心臟功能，卻沒有延長性命的效果。利尿劑、ACE抑制劑、血管擴張劑的功能跟毛地黃一樣，但優點是副作用較少。而且這些藥物已經證實有延長性命的效果。

毛地黃的半衰期較長，約36小時，容易累積在體內，所以使用上要多加注意。毛地黃的副作用包含心律不整、食慾不振、嘔吐、頭痛、目眩、憂鬱等等。

◎兒茶酚胺類（β_1刺激劑）

兒茶酚胺類的代表性藥物有多巴胺和多巴酚丁胺（dobutamine），可以治療心肌收縮力急遽降低的急性心臟衰竭。但是重複使用相同劑量，容易發生抗藥性，降低藥效。兒茶酚胺類口服會被腸胃分解，毫無療效。

交感神經受體分為α和β，心肌受體以β_1較多。當β_1受體受到交感神經的刺激，也就是當兒茶酚胺與β_1受體結合，細胞內就會產生cAMP（環狀AMP）。

這種cAMP可以活化激酶（kinase），激酶則可以讓磷酸與蛋白質結合，活化後的激酶會將鈣離子通道磷酸化，如此一來鈣離

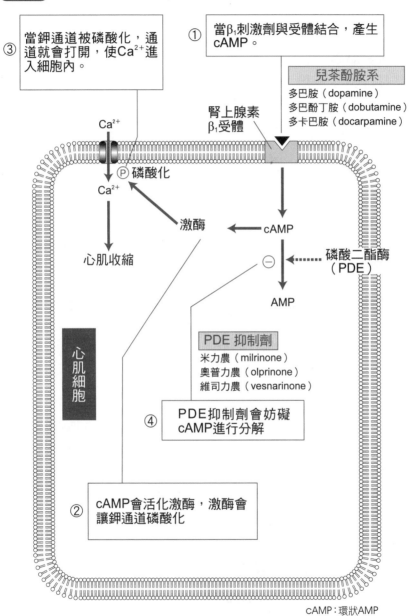

圖 3 提高心肌收縮力的 β₁ 刺激劑與 PDE 抑制劑

③ 當鉀通道被磷酸化，通道就會打開，使Ca²⁺進入細胞內。

① 當β₁刺激劑與受體結合，產生cAMP。

兒茶酚胺系
多巴胺（dopamine）
多巴酚丁胺（dobutamine）
多卡巴胺（docarpamine）

Ca²⁺

腎上腺素
β₁受體

Ⓟ 磷酸化

Ca²⁺

激酶 ← cAMP

心肌收縮

⊖ ◀┈┈ 磷酸二酯酶（PDE）

AMP

心肌細胞

PDE 抑制劑
米力農（milrinone）
奧普力農（olprinone）
維司力農（vesnarinone）

④ PDE抑制劑會妨礙cAMP進行分解

② cAMP會活化激酶，激酶會讓鉀通道磷酸化

cAMP：環狀AMP

子通道會打開，使大量Ca^{2+}進入細胞內，造成細胞內Ca^{2+}增加，便引起心肌收縮。

◎PDE抑制劑

以往常用茶鹼（theophylline）來治療心臟衰竭，目前則換成米力農（milrinone）或奧普力農（olprinone）。這些藥物可以阻止PDE（磷酸二酯酶）分解cAMP，提高細胞內的Ca^{2+}濃度，造成心肌收縮。

但是PDE抑制劑只能用來治療嚴重心臟衰竭，不適合長期使用。

◎ACE抑制劑

血管收縮素II是最強效的動脈收縮物質，當血管收縮素I被血管收縮素轉換酶（ACE）轉換，便會產生血管收縮素II。

圖 4 ACE 抑制劑會妨礙血管收縮素 II 產生，降低血壓

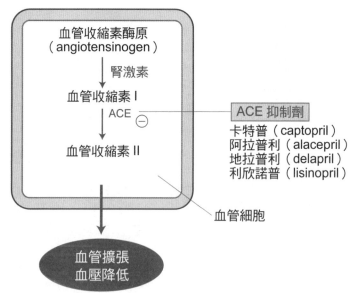

所以，只要阻止ACE的活動，就可以降低血管收縮素II的濃度，擴張動脈與靜脈。靜脈一旦擴張，回到心臟中的血液量就減少；動脈擴張，心臟送出血液時的壓力也會降低。於是減輕心臟負擔，改善心臟衰竭。

　　代表性的ACE抑制劑有卡特普（captopril）、阿拉普利（alacepril）、地拉普利（delapril）、利欣諾普（lisinopril）等。

常用藥物

・毛地黃製劑──毛地黃素（digoxin）、毛地黃毒素（digitoxin）、甲基毛地黃素（methyldigoxin）。

・兒茶酚胺類──多巴胺（dopamine）、多巴酚丁胺（dobutamine）、多卡巴胺（docarpamine）、地諾帕明（detpamine）、腎上腺素（adrenalin）。

・PDE抑制劑──米力農（milrinone）、奧普力農（olprinone）、維司力農（vesnarinone）。

・ACE抑制劑──卡特普（captopril）、阿拉普利（alacepril）、地拉普利（delapril）、利欣諾普（lisinopril）。

多巴酚丁胺

毛地黃毒素

3-3

心絞痛用藥

◎心絞痛是什麼疾病

心臟活動源自於心肌活動，心肌活動最需要的就是氧氣。心臟藉由冠狀動脈，將血液與氧氣送至心肌之中，但是心肌的氧氣需求量相當大，如果冠狀動脈內壁變窄，心肌就會暫時缺血，叫做「心肌缺血」。

一旦心肌缺血，就會感到「胸口有如快被壓扁」般的胸痛，這就是「心絞痛（缺血性心臟病）」，又稱為狹心症。要是冠狀動脈完全堵塞，血管前方的心肌壞死，就會造成「心肌梗塞」。

通常胸痛發作的時間點，是肉體、精神上活動量增加的時候，這種心絞痛稱為勞動性心絞痛。剛起床開始活動時，攀登陡坡或較長的階梯時，或是精神亢奮的時候，都是引發勞動性心絞痛的可能時機。

有時候冠狀動脈發生暫時性的痙攣性收縮，也會引發胸痛。這種胸痛在躺著或坐著的靜態時期也會發作。這種胸痛稱為異形心絞痛，原因通常是冠狀動脈痙攣性收縮所造成的血管收縮。

◎心絞痛發病的原因

當冠狀動脈的血流量減少，就會引發心絞痛。而冠狀動脈的血管變窄，才會使血流量減少。血管之所以變窄，是因為氧化之後的膽固醇堆積在動脈內壁上所致。這稱為粥狀動脈硬化。

另外，冠狀動脈發生痙攣性收縮，造成血流阻塞，也會引發心絞痛。

心絞痛的發生原因，綜合以上，就是冠狀動脈產生異常，無法供應心肌足夠氧氣的緣故。心肌的氧氣需求，在運動、飲食、神經緊張時都會提升；運動需要對全身肌肉供應氧氣，飲食會增加內臟血流量，神經緊張會使交感神經亢奮。

◎心絞痛藥物的功能與機轉

心絞痛，是因為心臟工作量增加，氧氣需求提高，超過心臟所獲得的氧氣量所致。所以可能的治療方式，分成減少心臟工作量來降低氧氣需求，或是增加對心臟供應的氧氣量。

目前主要用來治療心絞痛的藥，有硝酸製劑、鈣抑制劑、β拮抗劑等，原理皆如以上所述。

◎硝酸製劑

硝化甘油和硝酸異山梨醇（isosorbide dinitrate）等硝酸製劑，有強力的靜脈擴張效果，不僅可以減少血液回流心臟的量，還能擴張末端組織血管，降低血壓，使心臟的氧氣需求量減少。不僅如此，也會擴張冠狀動脈，抑制血管痙攣，增加心肌血流量，提升氧氣供給。硝酸製劑對勞動性心絞痛和異形心絞痛都有療效。

硝化甘油是最重要的硝酸製劑，有許多可用劑型。藥效發揮時間依劑型不同，差別相當大，例如舌下錠為10～30分鐘，表皮用藥為8～10小時。

平滑肌包覆血管，經由肌肉收縮來調整血管粗細。

人體攝取硝酸製劑之後，會在血管平滑肌細胞內被代謝掉，產生一氧化氮（NO）這種氣態傳遞物質。一氧化氮會促進鳥嘌呤核苷酸環化酶（guanylic acid cyclase）的功效，將GTP（guanosine triphosphate，鳥苷三磷酸）轉換為cGMP（環狀GMP）。當細胞內產生cGMP，平滑肌就會鬆弛，使血管擴張。

圖 5 硝酸製劑被代謝之後產生一氧化氮（NO），可擴張血管

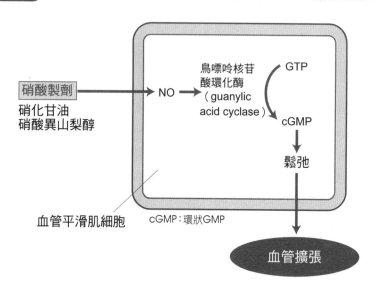

心絞痛病患由於動脈硬化，血管內側的內皮細胞已經受傷，所以較難產生一氧化氮，所以病患攝取硝酸製劑來補充一氧化氮，相當合理。

硝酸製劑最主要的副作用，就是血管過度擴張造成血管擴張性頭痛，起立性低血壓，目眩等等。

陰莖勃起障礙用藥昔多芬（sildenafil）和伐地那非（vardenafil），會在平滑肌中妨礙磷酸二酯酶（PDE-5）的功效。磷酸二酯酶會分解cGMP，所以服用以上兩種藥物可增加cGMP濃度，鬆弛陰莖海綿體外圍的平滑肌，讓血液流量增加，所以能夠讓陰莖勃起。

但是同時使用製造cGMP的硝酸製劑和阻止cGMP分解的PDE-5，會造成cGMP長期過剩，結果血管過度擴張，可能造成致命的低血壓，要特別注意。

◎鈣通道拮抗劑

血管平滑肌的細胞膜表面有鈣通道，Ca^{2+}就是透過這些通道進入細胞內。當細胞內Ca^{2+}的濃度上升，平滑肌細胞就會收縮。

鈣通道拮抗劑，就是抑制鈣通道活動，防止Ca^{2+}流入細胞內，藉此鬆弛血管平滑肌，擴張血管。

代表性的鈣通道拮抗劑有唯律脈必利（verapamil）、迪太贊（diltiazem）、尼菲待平（nifedipine）等等。這些藥物可以擴張血管，抑制心肌收縮。鈣通道拮抗劑的特徵就是動脈會明顯擴張，造成血壓降低，以及擴張冠狀動脈，增加對心肌的血液供給量。

鈣通道拮抗劑的副作用有便祕、水腫、噁心、目眩等等。

◎β拮抗劑

腎上腺素受體分成α和β兩種，其中β受體又分成三種，$β_1$受體多存在於心臟，$β_2$受體多存在於末梢血管、支氣管、子宮，$β_3$受體可以促進脂肪的分解與燃燒。

如果刺激$β_1$受體，心跳就會增加，提升心肌收縮力。一般血液循環中就含有腎上腺素，所以心臟會不斷受到腎上腺素刺激而亢奮。

因此如果用β拮抗劑阻隔$β_1$受體，心跳就會變慢，心肌收縮力也會降低。如此一來心臟工作量就減少，氧氣需求量降低，達到治療心絞痛的效果。

普潘奈（propranolol）、阿廷諾（atenolol）、倍他洛爾（betaxolol）、美托普洛（metoprolol）、艾思布妥（acebutolol）等藥物可以單獨隔離$β_1$受體，有效治療勞累性心絞痛。

常用藥物

• 硝酸製劑—— 硝化甘油（nitroglycerin）、硝酸異山梨醇（isosorbide dinitrate）。

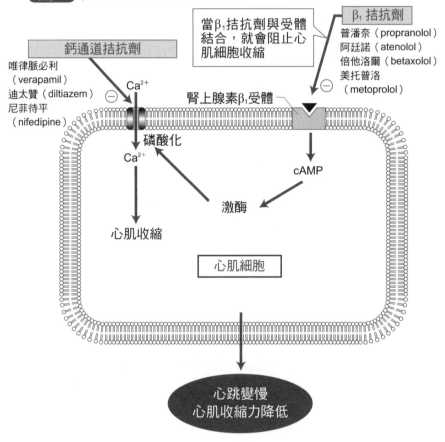

圖 1 β₁拮抗劑可抑制心肌收縮

- 鈣通道拮抗劑──唯律脈必利（verapamil）、迪太贊（diltiazem）、
  尼菲待平（nifedipine）。
- β拮抗劑──普潘奈（propranolol）、阿廷諾（atenolol）、
  倍他洛爾（betaxolol）、美托普洛（metoprolol）、艾思
  布妥（acebutolol）、烯丙洛爾（alprenolol）、布非洛爾
  （bufetolol）、烯丙氧心安（oxprenolol）。

3-4 心律不整用藥

◎心律不整是什麼疾病

心臟總是以規律的節奏收縮，將血液送往全身，但是當規律的心跳節奏因為某些理由而混亂，就稱為心律不整。

心臟收縮的起因，是右心房的竇房結產生亢奮所致。亢奮訊號從竇房結經過房室束、柏金氏纖維的傳遞，讓心室以規律節奏反覆收縮。

竇房結相當於製造心跳訊號的節拍器，房室結則是亢奮訊號的中繼點。竇房結與房室結由交感神經激發，並由副交感神經抑制，因此心跳會直接受到情緒的影響。

◎心律不整的發病原因

心肌收縮跟竇房結到房室結的亢奮流動（刺激傳導系統），以及Na^+、Ca^{2+}、K^+等等有關。這些離子一旦通過細胞膜表面的專屬通道，就會傳遞亢奮，造成心肌收縮。如果以上過程發生異常，心跳節奏就會混亂，造成心律不整。

◎心律不整藥物的功能與機轉

心律不整分成心跳過快的過速性（每分鐘一百次以上）與心跳過慢的過緩性（每分鐘六十次以下）兩種，其中，過速性心律不整必須使用藥物治療。心肌細胞表面有讓Na^+、Ca^{2+}、K^+通過的專屬通道，以及能夠跟正腎上腺素結合的β_1受體。

心肌細胞的亢奮過程如下。第一階段先打開鈉通道，讓Na^+進

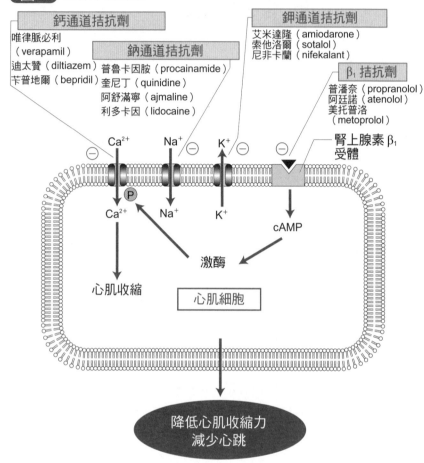

圖 7 心律不整用藥

鈣通道拮抗劑
唯律脈必利
（verapamil）
迪太贊（diltiazem）
苄普地爾（bepridil）

鈉通道拮抗劑
普魯卡因胺（procainamide）
奎尼丁（quinidine）
阿舒滿寧（ajmaline）
利多卡因（lidocaine）

鉀通道拮抗劑
艾米達隆（amiodarone）
索他洛爾（sotalol）
尼非卡蘭（nifekalant）

β₁拮抗劑
普潘奈（propranolol）
阿廷諾（atenolol）
美托普洛
（metoprolol）

Ca^{2+}　　Na^+　　K^+

腎上腺素 β₁
受體

Ca^{2+}　　Na^+　　K^+

cAMP

激酶

心肌收縮

心肌細胞

降低心肌收縮力
減少心跳

入細胞內，造成細胞收縮。第二階段打開鈣通道，讓Ca^{2+}進入細胞內，維持細胞亢奮。到了第三階段則打開鉀通道，讓K^+離開細胞，安撫細胞亢奮。當K^+跑到細胞外，細胞才能準備下一次收縮。

　　根據心肌細胞的亢奮過程，心律不整用藥分成I～IV群。

　　I群是鈉通道拮抗劑，阻止Na^+進入細胞內，如此一來，細胞的活動電位（細胞內側與外側的電位差）上升速度會變慢，亢

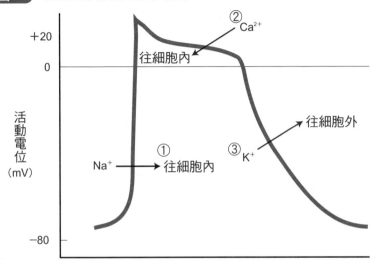

圖 8 心肌細胞收縮與離子流動

② Ca^{2+}
往細胞內

往細胞外

① Na⁺ ——→ 往細胞內

③ K^+

活動電位（mV）

+20

0

−80

奮傳遞變慢，心跳也跟著減緩。I群的代表性藥物有普魯卡因胺（procainamide）、奎尼丁（quinidine）、阿舒滿寧（ajmaline）、利多卡因（lidocaine）。

II群是β拮抗劑，妨礙細胞表面的$β_1$受體與腎上腺素或正腎上腺素結合，可以減緩心跳，降低心肌收縮力。II群的代表性藥物有普潘奈（propranolol）、阿廷諾（atenolol）、美托普洛（metoprolol）等等。

III群是鉀通道拮抗劑，阻止細胞內的K⁺跑到細胞外，只要K⁺不跑到細胞外，就可以維持細胞的活動電位，延長細胞對外來刺激不產生反應的時間（不反應期）。藉由延長不反應期，鉀通道拮抗劑可以抑制心肌的收縮力。

III群的代表性藥物有艾米達隆（amiodarone）、索他洛爾（sotalol）、尼非卡蘭（nifekalant），但是副作用較嚴重，只有其他藥物不見療效的時候才會使用。

IV群是鈣通道拮抗劑，妨礙Ca^{2+}進入細胞內，重點在於減緩心房與心室間的亢奮傳遞速度，有效減緩心跳。代表性藥物有唯律脈必利（verapamil）、迪太贊（diltiazem）、苄普地爾（bepridil）。

常用藥物
- I群——普魯卡因胺（procainamide）、奎尼丁（quinidine）、安肌美靈（ajmaline）、利多卡因（lidocaine）。
- II群——普潘奈（propranolol）、阿廷諾（atenolol）、美托普洛（metoprolol）。
- III群——艾米達隆（amiodarone）、索他洛爾（sotatol）、尼非卡蘭（nifekalant）。
- IV群——唯律脈必利（verapamil）、迪太贊（diltiazem）、苄普地爾（bepridil）。

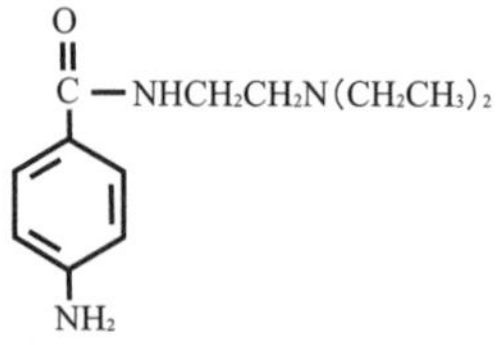

普魯卡因胺

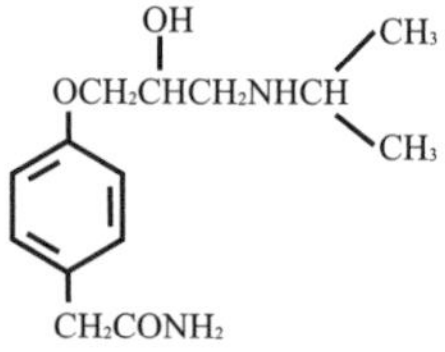

阿廷諾

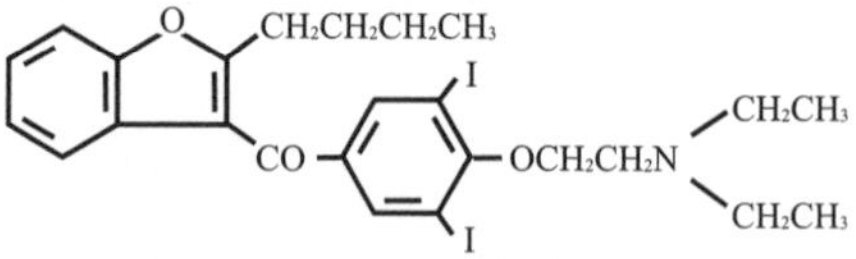

艾米達隆

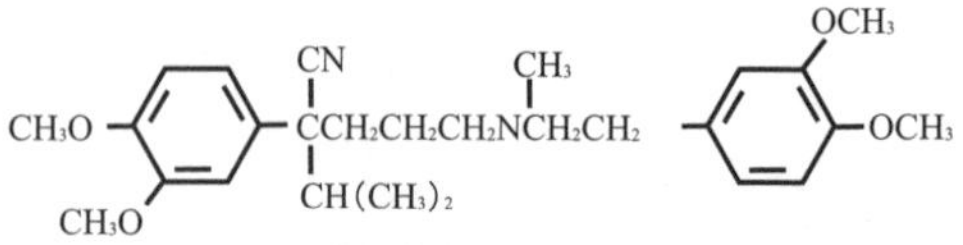

唯律脈必利

高血壓用藥（降血壓劑）

◎高血壓是什麼疾病

從心臟送出的血液會抵達身體的每一個角落。血液循環需要壓力，也就是血壓，具體來說便是血管壁受到的壓力。心臟收縮時，血壓上升，上升的最大值稱為收縮壓。

另一方面，心臟鬆弛，血液進入心臟的時候，動脈血壓為最低，這就是舒張壓。

根據WHO（世界衛生組織）的標準，收縮壓在160mmHg以上，舒張壓在95mmHg以上就屬於「高血壓」。高血壓通常沒有自覺症狀，長久下來會造成心絞痛、腦中風、心臟衰竭、大動脈破裂等疾病，相當危險。

如果不去理會高血壓，血管就會慢慢失去彈性，造成動脈硬化，動脈硬化又會讓高血壓更加嚴重，形成惡性循環。

95%的高血壓，是原因不明確的原發性高血壓（essential hypertension），其他5%是其他疾病症狀所併發的續發性高血壓（secondary hypertension）。

治療高血壓時，要限制動物性脂肪與食鹽的攝取（一天7g以下），增加蔬菜攝取量。改善飲食的同時，也要進行有氧運動，燃燒脂肪消除肥胖。改善生活習慣是基本，只有在改善飲食與生活之後，高血壓依然嚴重的病例，才會使用降血壓劑。

◎高血壓的發病原因

在考慮血壓的時候，可以把血管當成水管，血液當成水，心

臟當成幫浦。當水在水管中流動的時候，水管越狹窄，血壓就越高；反之，水管越寬，壓力就越低。血管也一樣，收縮的時候血壓上升，擴張的時候血壓下降。另外，如果擔任幫浦的心臟不斷輸出血液，血壓也會上升。

血壓非常重要，所以調節血壓的構造也相當複雜。血壓的最高指揮部在大腦，名為血管運動中樞，如果血壓下降，血管運動中樞收到訊息，就會發出一連串提升血壓的指令。

首先會命令腦下垂體分泌能夠強力提升血壓的增壓素（vasopressin），同時刺激交感神經。增壓素的名稱，源自於代表血管的「vaso」和代表加壓的「press」。

增壓素在腎臟發揮功能，使血管收縮，減少尿量來增加血液量，並且讓腎臟分泌強力的升血壓物質（腎激素-血管收縮素類）來升高血壓。

至於交感神經受到刺激亢奮起來，會讓腎上腺分泌腎上腺素、正腎上腺素、皮質醇等提升血壓的激素。

◎降血壓劑的功能與機轉

血壓上升的原因有心肌收縮力上升，血液量增加，血管收縮，大腦血管運動中樞亢奮。把這四個原因反向操作的藥物就是降血壓劑，包含α2刺激劑、α1拮抗劑、β拮抗劑、ACE抑制劑、鈣通道拮抗劑、利尿劑等等。

前面已經提過（參考第75頁），硝化甘油和硝酸異山梨醇等硝酸製劑是有效的降血壓劑。

α2刺激劑會抑制大腦血管運動中樞。另一方面，α1拮抗劑、ACE抑制劑、鈣通道拮抗劑會擴張血管。β拮抗劑會降低心肌收縮力，減少心臟每次跳動所送出的血液量。利尿劑則是藉由大量排泄尿液來減少血液量。

◎α2刺激劑

大腦的血管運動中樞有許多腎上腺素α2受體，當腎上腺素與受體結合，血管運動中樞與交感神經的亢奮就會受到壓抑，所以只要選擇性地刺激α2受體，就可以降低血壓。

此類型的代表藥物有可樂定（clonidine）、甲基多巴（methyldopa）、氯壓胍（guanabenz）。此類藥物的效果與利尿劑、β拮抗劑幾乎相同，但是有口渴、嗜睡、憂鬱等副作用。

◎α1拮抗劑

交感神經末梢的血管平滑肌上具有腎上腺素α1受體，當腎上腺素與該受體結合，就會使血管收縮，血壓上升。反之，只要選擇性隔離α1受體，血管就會擴張，使血壓降低。此類型的代表藥物有烏拉地爾（urapidil）、特若辛（terazosin）、甲磺酸多薩坐辛（doxazosin mesylate）、布那唑嗪（bunazosin）等等。

而且交感神經末梢本身就有貯存腎上腺素。讓腎上腺素存量耗盡也可以抑制交感神經亢奮。這種類型的藥物有蛇根鹼（reserpine）、胍乙啶（guanethidine）。

◎β拮抗劑

如果心肌收縮力降低，那麼心臟每次收縮所送出的血液量就會減少。β拮抗劑便是如此降低血壓。拮抗β_1受體的藥物有普潘奈（propranolol）、阿廷諾（atenolol）、倍他洛爾（betaxolol）、美托普洛（metoprolol）、艾思布妥（acebutolol）等等。

◎ACE抑制劑

當血液量減少或是血壓降低，腎臟就會分泌腎激素－血管收縮素類物質，來提升血壓。首先腎臟會分泌腎激素，腎激素在血

液中會被血管收縮素酶原轉換為血管收縮素I。接著，血管收縮素I會被血管收縮素轉換酶（ACE）轉換為血管收縮素II。

血管收縮素II是最有效的血管收縮物質，不僅能夠強力提升血壓，還會增加血液中的腎上腺皮質激素（醛固酮）濃度。醛固酮（aldosterone）是一種激素，跟受體結合之後會促進腎小管再次吸收Na^+，因此增加血液循環量，也提升了血壓。

所以控制血管收縮素II的產生，就是降低血壓的關鍵。ACE抑制劑便是負責抑制血管收縮素II產生，能夠有效降低血壓。代表性的ACE抑制劑有卡特普（captopril）、阿拉普利（alacepril）、地拉普利（delapril）、利欣諾普（lisinopril）等等。

◎血管收縮素II受體拮抗劑（ARB）

當人體攝取ACE抑制劑，體內就會累積發炎物質緩激肽（bradykinin），容易造成無痰的乾咳症狀。通常，分解緩激肽的酵素跟另一種ACE（激肽素II，kininase II）是幾乎相同的。

所以，攝取ACE抑制劑，體內會累積緩激肽。緩激肽會刺激呼吸道的感覺神經，引發乾咳。在服用ACE抑制劑的病患中，有將近三成會發生乾咳。

由於乾咳的副作用，研究人員採用放棄抑制血管收縮素II的方式，而是改以妨礙血管收縮素II與受體結合的方式。這種策略所誕生的藥物，就是血管收縮素II受體拮抗劑，由於名稱過長，簡稱為ARB（angiotensin receptor blocker）。代表性的ARB藥物有氯沙坦鉀（losartan potassium）、坎地沙坦酯（candesartan cilexetil）、纈沙坦（valsartan）等等。

ARB不會產生ACE那樣的乾咳問題，但是從治療高血壓的效果來看，目前兩種藥物並沒有差別。

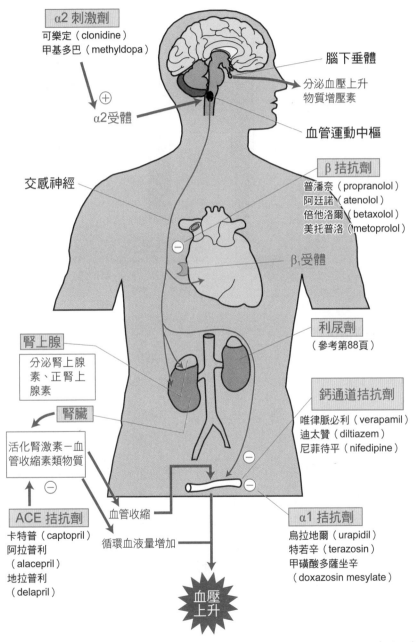

圖 **10** 以利尿來降低血壓的藥物作用位置

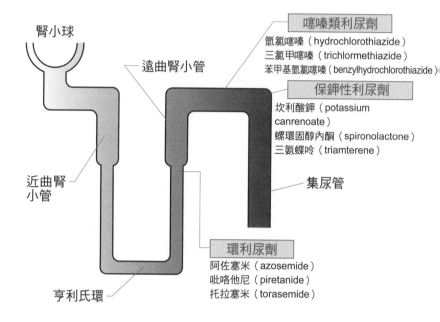

◎**鈣通道拮抗劑**

　　鈣通道影響血管平滑肌的收縮，鈣通道拮抗劑可以妨礙Ca^{2+}流入細胞內。如此造成血管平滑肌鬆弛，血管擴張（參考第77頁）。

◎**利尿劑**

　　當體內Na^+過多，就要多攝取水分維持正常濃度。於是體內循環的血液量增加，引發高血壓。利尿劑會作用於腎臟，排泄Na^+、氯離子（Cl^-）、水分，使血液量減少，所以利尿劑有降血壓功能。

　　利尿劑包含環利尿劑、噻嗪類利尿劑、保鉀性利尿劑等三種。環利尿劑作用於腎臟中的亨利氏環（loop of Henle），妨礙腎

小管再次吸收Cl⁻和Na⁺。結果就會把Cl⁻和Na²⁺排放到尿液中。這麼一來尿量增加，血流量減少，血壓自然降低。

　　噻嗪類利尿劑作用於遠曲腎小管，可以促進Na⁺排泄。利尿效果雖然不強，但是可以降低血壓，所以常被當作降血壓劑使用。

　　前面提過醛固酮可以將Na⁺保存於遠曲腎小管中，保鉀性利尿劑能夠妨礙醛固酮與受體結合，所以Na⁺會和水分一同被排泄。

常用藥物

- α2刺激劑——可樂定（clonidine）、甲基多巴（methyldopa）、氯壓胍（guanabenz）。
- α1拮抗劑——烏拉地爾（urapidil）、特若辛（terazosin）、甲磺酸多薩坐辛（doxazosin mesylate）、布那唑嗪（bunazosin）、蛇根鹼（reserpine）。
- β拮抗劑——普潘奈（propranolol）、阿廷諾（atenolol）、倍他洛爾（betaxolol）、美托普洛（metoprolol）、艾思布妥（acebutolol）。
- ACE抑制劑——卡特普（captopril）、阿拉普利（alacepril）、地拉普利（delapril）、利欣諾普（lisinopril）。
- 血管緊縮素II受體拮抗劑（ARB）——氯沙坦鉀（losartan potassium）、坎地沙坦酯（candesartan cilexetil）、纈沙坦（valsartan）。
- 鈣通道拮抗劑——唯律脈必利（verapamil）、迪太贊（diltiazem）、尼菲待平（nifedipine）。
- 環利尿劑——阿佐塞米（azosemide）、吡咯他尼（piretanide）、托拉塞米（torasemide）。
- 噻嗪類利尿劑——氫氯嗪（hydrochlorothiazide）、三氯甲噻嗪（trichlormethiazide）、苯甲基氫氯噻嗪（benzylhydrochlorothia-

zide）。

· 保鉀性利尿劑——坎利酸鉀（potassium conrenoate）、螺環固醇內酮（spironolactone）、三氨蝶呤（triamterene）。

第 4 章

糖尿病、痛風用藥

血脂肪異常症／糖尿病／痛風等疾病的
用藥與機轉

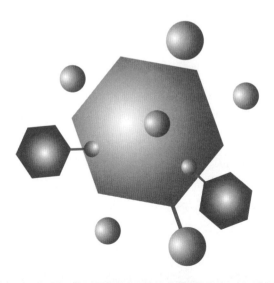

血脂肪異常症用藥

◎血脂肪異常症是什麼疾病

東方人的飲食與生活習慣越來越像歐美人，心肌梗塞和腦中風也占了死因的前二、三位。心肌梗塞與腦中風的導火線，就是動脈中出現粥狀的脂肪塊，也就是粥樣硬化性動脈硬化。粥樣硬化性動脈硬化會造成血管失去彈性，變硬變窄，血流不順暢，甚至堵塞、破裂。

心臟血管若是堵塞，血液就無法抵達前面的心肌組織，造成心肌壞死，這就是心肌梗塞。腦血管堵塞造成大腦神經組織壞死，便是腦中風。心肌梗塞與腦中風兩者都是血管堵塞所造成的疾病。

而且學者指出，血管堵塞的一大原因，就是脂肪過高的血脂肪異常症。血脂肪異常症也稱為高血脂，指的是血液中LDL（低密度脂蛋白）、三酸甘油脂、膽固醇過高，或是HDL（高密度脂蛋白）過低的狀態。血脂肪異常症被認為是心肌梗塞、腦中風、心絞痛等血管疾病的危險因素之一。

所以學者開始研究如何減少這些過量的LDL和膽固醇。血脂肪異常症的基本治療方式，分成減少飲食中脂肪與糖分的攝取，降低攝取熱量的飲食療法，以及燃燒脂肪，消除肥胖的有氧運動。大多數的血脂肪異常症都能靠基礎治療痊癒，如果仍然無法改善，才會使用藥物治療。

◎血脂肪異常症的發病原因

　　膽固醇是維持人體健康所不可或缺的重要物質，它是細胞膜的構成原料，也是雄激素、雌激素等性激素的原料。人體內將近八成的膽固醇是由肝臟所製造。

　　肝臟所製造的膽固醇，會隨著LDL被輸送到身體各處，成為性激素和細胞膜的原料。但是LDL會讓膽固醇黏在血管壁上，因此也稱為壞膽固醇。另一方面HDL（高密度脂蛋白）可以從細胞上清除多餘的膽固醇，送回肝臟，所以稱為好膽固醇。不過兩者都是人體必需的膽固醇，以好壞來稱呼並不適當。

◎血脂肪異常症藥物的功能與機轉

　　目前想到的藥物治療方向，有抑制肝臟合成膽固醇，以及妨礙腸道吸收膽固醇兩種。

◎施德丁

　　肝臟會以乙醯CoA（活性醋酸）為原始原料，經過二十個階段的化學反應，製造出膽固醇。其中最關鍵的階段，就是以HMC-CoA還原酵素將HMC-CoA（3-hydroxy-3-methylglutaryl-coenzyme A）轉換為甲羥戊酸（mevalonic acid）。只要阻止這種酵素的功能，就能阻止膽固醇合成。

　　這類HMC-CoA還原酵素抑制劑包含普伐他汀（pravastatin）、辛伐他汀（simvastatin）、氟伐他汀（fluvastatin）等等，統稱為「施德丁（Statin）」類藥物。

　　施德丁能夠有效降低膽固醇，如果服用施德丁來抑制肝臟製造膽固醇，肝細胞表面就會生產更多捕捉LDL的受體，將血液中的LDL吸收到肝細胞內部。所以血液中的LDL值和膽固醇值會快速降低。

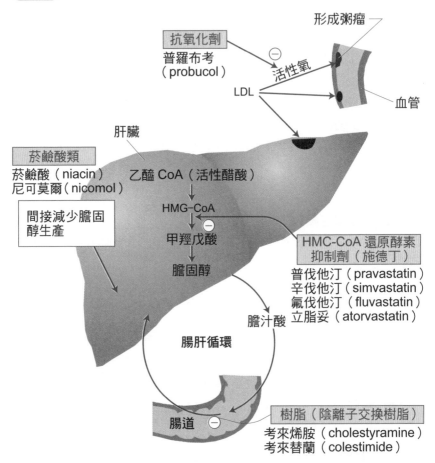

圖 1 血脂肪異常症（高血脂）用藥的作用位置

主要的副作用有無力、麻痺，以及肌肉破壞的橫紋肌溶解症。自覺症狀有抽筋、大腿疼痛、肌肉腫脹等等。橫紋肌之所以稱為橫紋肌，是因為在顯微鏡之下，看起來有許多橫紋，橫紋肌大多分布於手腳，收縮時能夠產生很大的力量。橫紋肌溶解症是施德丁的共通副作用，因此無論使用哪一種施德丁藥物都必須多加留意。

施德丁會被細胞色素450（CYP）代謝掉。所以如果同時攝取施德丁跟CYP抑制劑（茶鹼theophylline、希每得定cimetidine）、CYP抑制性食物（例如葡萄柚等），血液中的施德丁濃度就會提升，有肝臟中毒與心肌疾病的危險性。另外，由於施德丁有畸胎的副作用，孕婦絕對不可服用。

◎排泄膽汁酸的樹脂

肝臟從膽固醇製造出膽汁酸，然後排洩到十二指腸，其中一部分會透過名叫門靜脈的靜脈回到肝臟，重新使用。這就是腸肝循環。

陰離子交換樹脂的分子帶正電，是一種不溶於水的高分子聚合物（polymer）。膽汁酸的羧酸基（-COOH）在腸道的中性環境下會釋放質子，而帶負電。所以帶負電的膽汁酸會被帶正電的樹脂吸附。結果來說，樹脂會妨礙膽汁酸藉由腸肝循環回到肝臟，促進膽汁酸隨糞便排泄。

代表性的陰離子交換樹脂是考來烯胺（cholestyramine）和考來替蘭（colestimide）。當腸道中的膽汁酸濃度降低，肝臟就會吸收血液中的膽固醇轉換成膽汁酸來替補，於是血液中的膽固醇值就會降低。

攝取陰離子交換樹脂，雖然能夠減少富含膽固醇的LDL，卻不會減少膽固醇含量較低的HDL或三酸甘油脂。

陰離子交換樹脂的副作用有水腫、便秘、苦味等等。另外攝取陰離子交換樹脂也可能妨礙維生素K、葉酸、瓦法靈（warfarin）、噻嗪類利尿劑、施德丁等物質的吸收。

◎抗氧化劑

以往學者認為心肌梗塞，是因為膽固醇為主的脂肪囤積在血

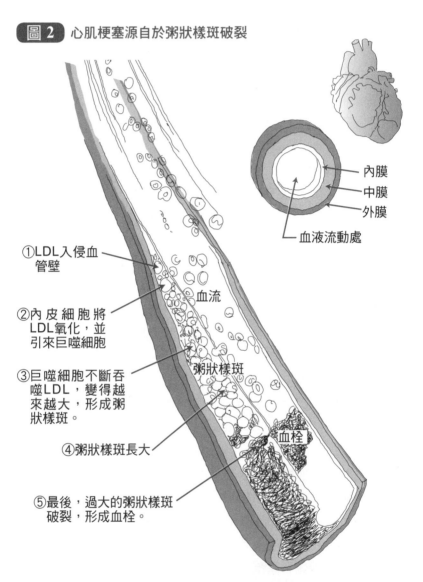

圖 2 心肌梗塞源自於粥狀樣斑破裂

內膜
中膜
外膜
血液流動處

①LDL入侵血管壁

血流

②內皮細胞將LDL氧化,並引來巨噬細胞

粥狀樣斑

③巨噬細胞不斷吞噬LDL,變得越來越大,形成粥狀樣斑。

血栓

④粥狀樣斑長大

⑤最後,過大的粥狀樣斑破裂,形成血栓。

管壁上所造成,但最近的研究顯示,關鍵其實在於活性氧。

搬運膽固醇的LDL會從血管內皮細胞之間的縫隙侵入血管壁內,然後被血管壁內的活性氧所氧化。

氧化後的LDL會被免疫細胞的巨噬細胞吞噬，使巨噬細胞越來越肥大，形成粥狀樣斑（plaque）。當粥狀樣斑越來越肥大，最後破裂，就會形成血栓。目前已知這種血栓才是塞住血管，引發腦中風與心肌梗塞的原因。

想阻止LDL被活性氧給氧化，可使用抗氧化劑普羅布考（probucol）。

◎菸鹼酸類

菸鹼酸（niacin）與其同類物質，可以抑制肝臟分泌LDL，減少膽固醇生產。菸鹼酸會降低LDL與三酸甘油脂濃度，使HDL濃度相對就提高，因此血脂肪異常症常用菸鹼酸進行治療。最常見的副作用是皮膚潮紅（niasin falshes），偶而會有嘔吐、腹部不適等症狀，數小時後會自然消失。

常用藥物

· 施德丁——普伐他汀（pravastatin）、辛伐他汀（simvastatin）、氟伐他汀（fluvastatin）、立脂妥（atorvastatin）。
· 陰離子交換樹脂——考來烯胺（cholestyramine）、考來替蘭（colestimide）。
· 抗氧化劑——普羅布考（probucol）。
· 菸鹼酸類——菸鹼酸（niacin）、尼可莫爾（nicomol）。

4-2 糖尿病用藥

◎糖尿病是什麼疾病

汽車靠汽油行駛，人體活動也需要能源，來自葡萄糖（glucose）。溶在血液中的氧氣與葡萄糖，會被送到全身各個角落。細胞以氧氣燃燒這些養分，產生能量，賴以為生，可見葡萄糖是我們身心健康的關鍵。

血液中的葡萄糖濃度（血糖值）非常重要，胰臟裡的蘭氏小島（islets of Langerhans）內的β細胞會分泌一種叫做胰島素的激素，將血液中的葡萄糖濃度控制在100左右（每100 ml血液中溶解的葡萄糖mg數）。

如果胰島素沒有發揮功能，細胞就無法吸收葡萄糖，血糖值就會慢慢增加，使人體呈高血糖狀態，稱為糖尿病。這麼一來，過多的葡萄糖會堵塞微血管，讓血液難以抵達後面的細胞。糖尿病的症狀會慢慢擴散到全身，但幾乎沒有自覺症狀。發病過程中會感到口渴，而且怎麼吃都吃不飽，要是時間拖得更長，還會引發各種併發症。

糖尿病併發症有麻痺、疼痛等神經障礙，勃起障礙，視網膜病變，腎衰竭，腿部壞死等等，通常出現糖尿病併發症的時候，病情已經十分嚴重了。由於糖尿病像是安安靜靜地發動攻擊，因此也被稱為「沉默的殺手」。

◎糖尿病的發病原因

肝臟、肌肉、脂肪組織、小腸等部分的細胞表面，具有捕捉

胰島素的受體。

當胰島素與受體結合，細胞就會吸收葡萄糖，可以轉換為能量，或是做為修補細胞的材料。

糖尿病是胰島素失去功能的疾病。糖尿病的發病原因大致分為兩種。第一，由於胰臟蘭氏小島受到病毒感染，免疫系統為了打倒病毒，使用活性氧進行轟炸，結果破壞了蘭氏小島，而無法分泌重要的胰島素，稱為第1型糖尿病。第1型糖尿病也稱為胰島素依賴性糖尿病，通常發生在小孩或年輕人身上，屬於先天遺傳疾病。原本健康的年輕人，突然就會發病。第1型糖尿病只占糖尿病患總數不到10%。

另一種糖尿病的原因，是人體分泌的胰島素效用降低，也就是胰島素抗性，稱為第2型糖尿病。第2型糖尿病在中年（45歲）之後發作，症狀會慢慢浮現，占所有糖尿病的90%以上。

第2型糖尿病的胰臟功能正常，可以分泌胰島素，但是由於細胞對胰島素的敏感性降低（稱為「胰島素抗性」），所以就無法發揮正常功能而發病，這種糖尿病又稱為非胰島素依賴性糖尿病。

通常第2型糖尿病一開始會分泌過剩胰島素，最後造成胰臟過度疲勞，而減少胰島素分泌量。

我們比較容易罹患的是第2型，發病原因來自遺傳、肥胖、缺乏運動、壓力等等，研究發現，以「肥胖」最容易增加「胰島素抗性」。

治療第2型糖尿病，基本方法就是改善飲食，進行有氧運動，消除暴飲暴食與缺乏運動所造成的肥胖。只有靠運動與飲食無法改善的時候，才使用藥物治療。

◎糖尿病藥物的功能與機轉

糖尿病治療，分成從體外注射胰島素治劑補充胰島素，以及

藉由口服藥物刺激胰臟β細胞分泌胰島素兩種方法。

◎胰島素製劑

　　胰島素製劑，用途是從體外補充身體缺乏的胰島素。由於第1型的胰島素依賴性糖尿病，本來就無法分泌胰島素，所以血液中會溶有大量葡萄糖，經常處於高血糖狀態，卻造成細胞內缺乏葡萄糖，只能說是非常諷刺。為了穩定第1型糖尿病的血糖值，必須定期使用胰島素製劑。

　　第2型糖尿病要用到胰島素製劑的情況，僅限於胰臟分泌胰島素的功能降低，而其他藥物又不見明顯療效的情況。

　　由於口服胰島素製劑會被腸胃的消化酵素迅速分解，所以必須以注射方式用藥。

　　胰島素製劑根據施用之後產生效果的時間，以及作用持續時間，可分成超速效型、速效型、中效型、長效型等等。需配合治療目標而選擇適當型式。

　　胰島素製劑的副作用，就是血糖明顯降低的低血糖症狀。由於大腦能量來源是葡萄糖，所以攝取胰島素造成血糖急遽降低，會有意識障礙或昏睡的危險。如果服用胰島素製劑造成無力感、飢餓感、冒冷汗等低血糖症狀，必須馬上吃糖果來補充葡萄糖。

◎口服降血糖藥

　　磺醯尿素（sulfonylurea）劑和速效型胰島素分泌促進劑等口服降血糖藥，主要用來治療胰島素非依賴性的第2型糖尿病。

　　胰臟中β細胞分泌胰島素的過程如下。當人體攝取含有高糖分的食物，葡萄糖會在短時間內釋放到血液中，提升血糖值，血液中的葡萄糖會被胰臟的β細胞吸收，製造出能源物質ATP（三磷酸腺苷）。

圖 **3** 胰島素功能與糖尿病藥劑之作用位置

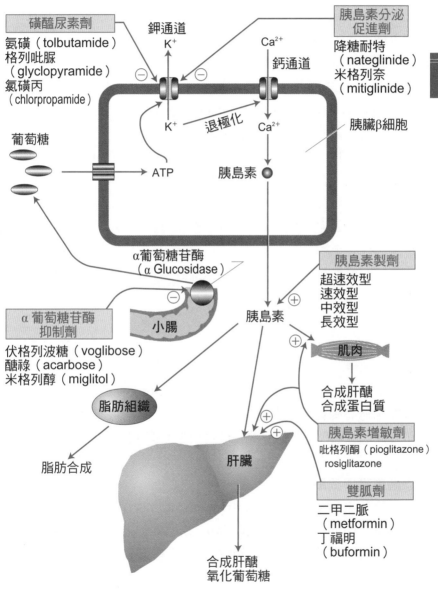

當細胞內的ATP濃度提升，鉀通道就會關閉，K^+無法跑到細胞外側，所以細胞膜電荷會反轉，引發內側帶正電的退極化（depolarization）現象。退極化現象會引發鈣通道開啟，於是Ca^{2+}進入細胞內，使β細胞分泌胰島素。

磺醯尿素劑可以藉由關閉鉀通道，強迫β細胞分泌胰島素。代表性的磺醯尿素劑有氨磺（tolbutamide）、格列吡脲（glyclopyramide）、氯磺丙（chlorpropamide）。已知副作用有過度分泌胰島素所造成的低血糖症狀。

降糖耐特（nateglinide）和米格列奈（mitiglinide），這兩種速效型胰島素分泌促進劑，也跟磺醯尿素劑一樣，藉由關閉鉀通道，強迫β細胞分泌胰島素。

速效型胰島素分泌促進劑，藥效發揮時間比磺醯尿素劑更快，可以防止飯後的高血糖，所以應該在飯前服用。

口服降血糖藥的副作用雖少，但仍有低血糖、過敏等症狀的案例。

◎雙胍劑

雖然雙胍劑（biguanide）的機轉仍未明，但是代表性的雙胍劑二甲二脈（metformin）、丁福明（buformin）確實能夠幫助第2型糖尿病患降低飯後與空腹時的血糖值，推測可能是因為雙胍劑可以促進肝臟製造肝醣、氧化葡萄糖，並抑制腸道吸收葡萄糖。

◎胰島素增敏劑

胰島素增敏劑（thiazolidinedione）中代表性的吡格列酮（pioglitazone）與羅格列酮（rosiglitazone）可以改善胰島素抗性，恢復胰島素功能。這種藥物幾乎不會引發低血糖，目前已知的副作用包括水腫與貧血。

◎α葡萄糖苷酶抑制劑

α葡萄糖苷酶（α glucosidase）是將澱粉、寡糖、雙醣類分解為葡萄糖的酵素，分解之後的葡萄糖會被小腸吸收，進入血液之中，提升血糖值。

代表性的α葡萄糖苷酶抑制劑有伏格列波糖（voglibose）、醣祿（acarbose）、米格列醇（miglitol），可以妨礙酵素功能，降低糖類的分解速度。

攝取α葡萄糖苷酶，會減緩葡萄糖吸收速度，所以能消除飯後的高血糖狀態。

由於沒有被人體吸收的糖分會被大腸細菌分解發酵，所以主要副作用有腹脹、腹瀉、腹痛等等。

常用藥物

- 胰島素製劑——超速效型：速效胰島素（insulin aspart），速效型：人體胰島素（human insulin），中效型：速效胰島素（insulin lispro），長效型：長效胰島素（insulin glargine）。
- 磺醯尿素劑——氨磺（tolbutamide）、格列吡脲（glyclopyramide）、氯磺丙（chlorpropamide）。
- 胰島素分泌促進劑——降糖耐特（nateglinide）、米格列奈（mitiglinide）。
- 雙胍劑——二甲二脈（metformin）、丁福明（buformin）。
- 胰島素增敏劑——吡格列酮（pioglitazone）、羅格列酮（rosiglitazone）。
- α葡萄糖苷酶抑制劑——伏格列波糖（voglibose）、醣祿（acarbose）、米格列醇（miglitol）。

4

糖尿病、痛風用藥

4-3

痛風用藥

◎痛風是什麼疾病

　　痛風正如其名，是關節會發生劇痛的疾病，「連吹風都會痛」。大多發生於腳掌大拇指根部關節，局部會發生典型的紅腫發炎。

　　痛風發作時，會造成難以忍受的疼痛，痛風發作數天後會好轉，在下次發作之前，感覺一切與正常人無異，但是發作會再次來臨，而且間隔越來越短，痛楚也越來越激烈，最後連走路都有困難，好發於營養過剩的男性。

◎痛風的發病原因

　　痛風是全身代謝性疾病，發病原因是尿酸在體內過度累積而造成的「尿酸過高」。尿酸過高指的是100 ml血液中的尿酸鈉（簡稱為尿酸）達到7 mg以上的狀態。尿酸是基因成分腺嘌呤（adenine）、鳥嘌呤（guanine）等嘌呤體，由肝臟分解後的最終產物。

　　人體每天都會從嘌呤體製造出尿酸，然後從腎臟排泄到尿液中。健康人的尿酸製造量與排泄量幾乎相同，維持平衡狀態，但是當尿酸產量過剩，或是排泄到尿液中的量減少，就會造成尿酸過高。

　　醫學界早就知道尿酸過高會引發痛風發作、腎臟障礙、尿道結石，最近更進而發現尿酸也是動脈硬化的危險因子。

　　痛風會發生劇痛的原因，是由於關節部位析出尿酸結晶，免

疫系統的嗜中性球將結晶辨識為異物，以活性氧進行攻擊，造成組織發炎所致。

◎痛風藥物的功能與機轉

痛風發作起因於尿酸過高，大量尿酸累積在關節部位，嗜中性球吃下尿酸之後引起發炎。所以痛風的基本療法是改善飲食，先減少攝取嘌呤體，再攝取能夠抑制肝臟製造尿酸的藥物異嘌呤醇（allopurinol），促進尿酸排泄的藥物三丙酸苯甲胺（probenecid）、本補麻隆（benzbromarone），以及抑制發炎的非類固醇消炎劑NSAIDs、秋水仙鹼（colchicine）。

◎黃嘌呤氧化酶抑制劑

肝臟將基因成分中的腺嘌呤、鳥嘌呤等嘌呤體分解之後，就產生尿酸。這時候黃嘌呤氧化酶（xanthine oxidase）便扮演相當重要的角色。只要妨礙這種酵素的功能，尿酸產量就會減少，這時所使用的就是分子構造與嘌呤體十分類似的異嘌呤醇（allopurinol），與酵素進行不可復原的結合，破壞酵素。

不過諷刺的是，異嘌呤醇不僅會引發腸胃功能障礙，治療初期反而還會引發痛風。

◎尿酸排泄劑

三丙酸苯甲胺（probenecid）和本補麻隆（benzbromarone），是加速把尿酸排放到尿液中的尿酸排泄劑。通常血液中的尿酸百分之百都會被腎小球過濾，其中95%會被近曲尿小管再次吸收，回收使用。三丙酸苯甲胺和本補麻隆可以抑制再吸收動作，將尿酸排泄到尿液中。

尿酸排泄劑跟異嘌呤醇一樣，服用初期也可能會引發

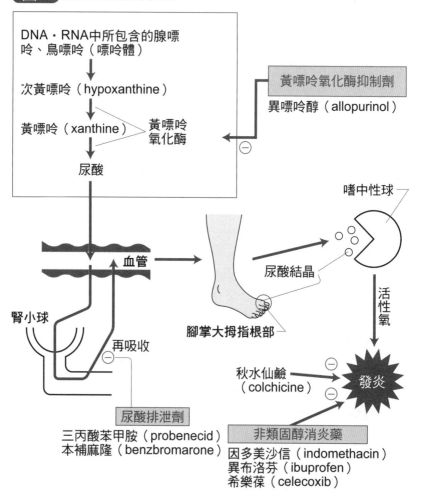

圖 4 痛風藥的作用位置

DNA・RNA中所包含的腺嘌呤、鳥嘌呤（嘌呤體）

↓

次黃嘌呤（hypoxanthine）

↓

黃嘌呤（xanthine）　黃嘌呤氧化酶

黃嘌呤氧化酶抑制劑

異嘌呤醇（allopurinol）

⊖

↓

尿酸

血管　→　尿酸結晶

嗜中性球

活性氧

腎小球

腳掌大拇指根部

再吸收　⊖

尿酸排泄劑

三丙酸苯甲胺（probenecid）
本補麻隆（benzbromarone）

秋水仙鹼（colchicine）⊖

⊖

發炎

非類固醇消炎藥

因多美沙信（indomethacin）
異布洛芬（ibuprofen）
希樂葆（celecoxib）

痛風。如果合併服用秋水仙鹼（colchicine）或因多美沙信（indomethacin），則可防止這種副作用發生。

◎消炎藥

因多美沙信（indomethacin）、異布洛芬（ibuprofen）、希樂

葆（celecoxib）等非類固醇消炎藥（NSAIDs），可以抑制前列腺素（prostaglandin）生產，達到消炎效果。

　　而秋水仙鹼則是藉由阻止嗜中性球前往尿酸累積位置，來達到消炎效果。

　　因多美沙信會引發腎臟障礙，抑制骨髓功能，要多加注意。另外大量施用秋水仙鹼，會引發腹痛或腹瀉。

常用藥物

・黃嘌呤氧化酶抑制劑——異嘌呤醇（allopurinol）。
・尿酸排泄劑——三丙酸苯甲胺（probenecid）、本補麻隆（benzbromarone）。
・非類固醇消炎藥——因多美沙信（indomethacin）、異布洛芬（ibuprofen）、希樂葆（celecoxib）。
・消炎藥——秋水仙鹼（colchicine）。

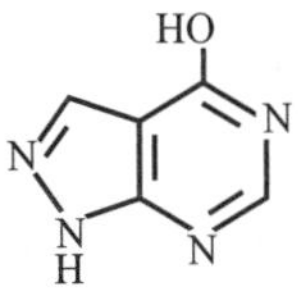

異嘌呤醇

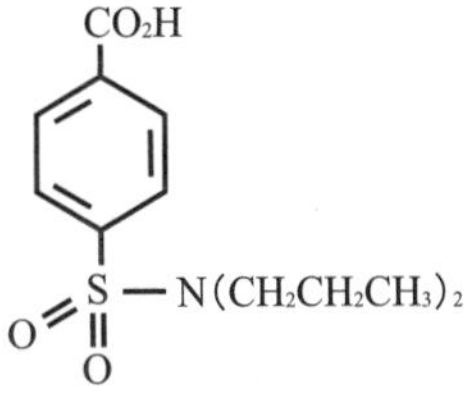

三丙酸苯甲胺

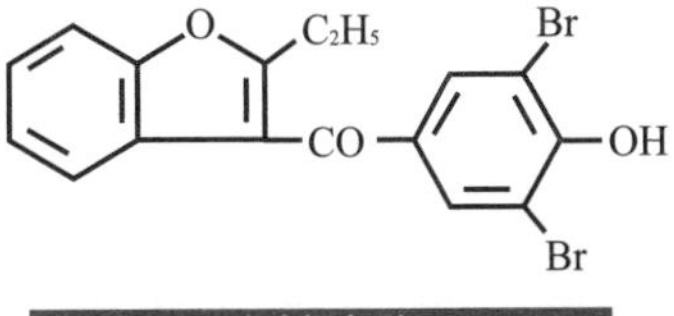

本補麻隆

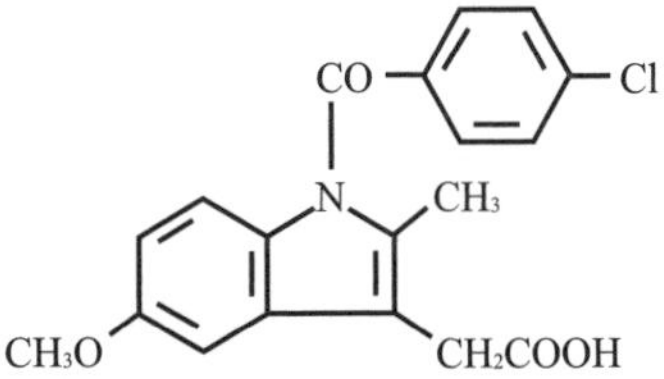

因多美沙信

第 5 章

呼吸器官、過敏用藥

發炎／咳嗽‧痰／支氣管氣喘／感冒等疾病的
用藥與機轉

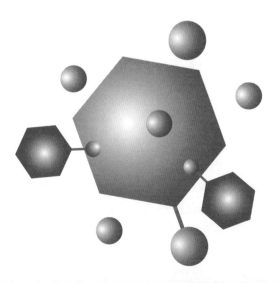

抗發炎用藥（消炎藥）

◎發炎是什麼疾病

皮膚或黏膜發生紅腫、疼痛、發熱，稱為發炎。發炎原因包括外傷、燒燙傷、細菌病毒感染等有害刺激。當生命體受到有害刺激時，免疫系統就會發動，免疫系統對生命體所造成的症狀就是發炎。

不同原因的發炎，過程也不相同，不過所有發炎的共同現象，就是局部循環障礙所引發的潮紅，血管滲透性提高，血液成分滲透到組織中造成的腫脹，以及嗜中性球等發炎免疫細胞局部集中。

發炎之後，滲透出來的血液成分會修復發炎所破壞的組織，進而痊癒。

◎發炎的發病原因

當發生外傷或挫傷，受損部位就會釋放出組織胺（histamine）、緩激肽（bradykinin）、白三烯（leukotriene）等引起發炎的物質。這些物質會增加血管滲透性，讓血液成分透過血管流到組織之中，血液成分流到組織之中，會使血管擴張。

名為組胺酸（histidine）的胺基酸，被酵素拔除二氧化碳之後，所形成的胺就是組織胺。平時貯存在肥大細胞（mast cell）和好鹽基球中，受到刺激便會釋放組織胺，引發組織紅腫。

緩激肽是由九個胺基酸所構成的胜肽（peptide），會造成發熱，並且刺激末梢神經，產生疼痛神經訊號。疼痛神經訊號再沿

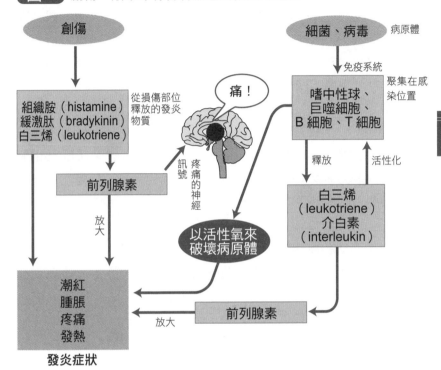

圖 1 創傷、感染等有害刺激造成發炎的過程

發炎症狀

著脊髓傳送到大腦皮質,所以受傷部位會發出神經訊號,抵達大腦,於是會感覺疼痛。

前列腺素(prostaglandin)就是強化疼痛神經訊號的放大器。

另外,人體受到細菌或病毒感染的時候,嗜中性球和巨噬細胞等白血球會被白三烯刺激活化,前往感染位置,然後白血球會釋放活性氧等多種發炎物質,來殺死病原體。

這時,組織細胞也會釋放前列腺素,刺激大腦下視丘的體溫調節中樞,將體溫調高,於是體溫就會上升。前列腺素還有擴張血管,增加血管滲透性的功能,可見發炎的關鍵就在於前列腺素。

◎前列腺素由細胞膜產生

當人體任何部位受到傷害，都會立即釋放前列腺素。前列腺素的製造原料是生命體隨手可得的物質，而生命體隨處可得的物質就是細胞，所以只要使用細胞構成的原料，就可隨時製造。事實上，前列腺素的製造原料就是細胞膜。

當緊急情況發生時，細胞膜就會剝落，釋放其中的脂肪酸到組織中。脂肪酸會藉由磷脂酶（phospholipase）A2轉換為花生四烯酸（arachidonic acid），花生四烯酸又被環氧化酶（cyclooxygenase, COX）捕捉，轉換為前列腺素。於是生命體會因應必要，以細胞膜作為原料，隨時隨處生產前列腺素。

◎消炎藥的功能與機轉

只有用抗生素或抗病毒劑殺死病原體來治療感染，才能從根本消除發炎的原因，此外，任何抑制發炎的方法都只是治標而已，即使如此，治標依然是必要的治療。因為改善發炎症狀，確實會促進病患本身的自然治癒力，也算是有效的對策之一。

目前所使用的消炎藥有類固醇消炎藥與非類固醇消炎藥（NSAIDs）兩種。

◎類固醇消炎藥

類固醇消炎藥（類固醇製劑）的效果非常好，可以迅速消炎。類固醇製劑是以腎上腺皮質激素氫化可的松（hydrocortisone）為基體，將之轉換為培尼皮質醇（prednisolone）或醋皮質類固醇（dexamethasone），這兩種物質都能夠強力消炎。

除此之外，也可以使用安西諾隆（triamcinolone Acetonide）、帕拉米松（paramethasone）、貝皮質醇（betamethasone）。

類固醇製劑之所以能快速消炎，是因為完全抑制磷脂酶A2的

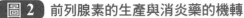

圖 2 前列腺素的生產與消炎藥的機轉

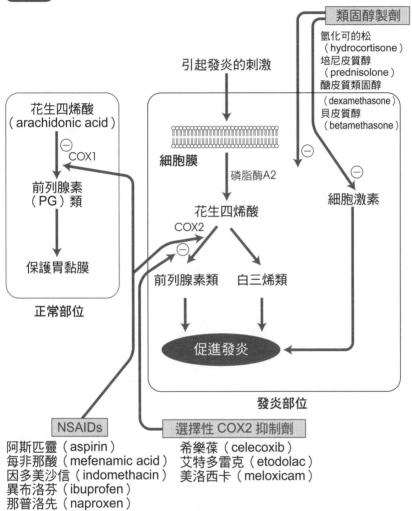

功能，因而阻止前列腺素與白三烯產生，以及妨礙免疫細胞分泌發炎性細胞激素等三重效果。

類固醇製劑不僅可以快速消炎，還能停止免疫與過敏症狀，使用範圍相當廣泛。

譬如，類固醇製劑可以治療關節風濕、腎小球腎炎、支氣管氣喘、藥物過敏、皮膚病、潰瘍性大腸炎，抑制器官移植後的免疫反應等等。

目前有很多消炎用的口服類固醇製劑，也有皮膚的外用藥。

類固醇屬於一種激素，會對全身發生作用，所以副作用也是又多又強。譬如長期服用大量類固醇，體脂肪會往四肢移動，形成俗稱又圓又紅的「月亮臉」。類固醇會影響免疫系統變弱，更容易感染疾病，有時候還會引發糖尿病，或使糖尿病症狀惡化，另外，還會心情低落、憂鬱，甚至痙攣，所以必須根據疾病種類與症狀，慎選類固醇種類與劑型。

另外，大量使用類固醇製劑，會降低腎上腺皮質的激素分泌功能。長時間使用類固醇製劑，會讓腎上腺的分泌慢慢衰竭，所以突然減少或中斷攝取類固醇藥物，會由於體內缺乏腎上腺皮質激素，而發生倦怠、噁心、頭痛、低血壓等類固醇停用症狀，這些副作用症狀反而比治療前更嚴重。

所以停用類固醇不能突然減量或停用，而是要慢慢減少用量。

◎非類固醇消炎藥（NSAIDs）

NSAIDs（non-sterodial anti-inflammatory drugs）是最常使用的消炎藥，包含阿斯匹靈（aspirin）、每非那酸（mefenamic acid）、因多美沙信（indomethacin）、異布洛芬（ibuprofen）、那普洛先（naproxen）等等，總數超過五十種。每種NSAIDs都和阿斯匹靈一樣，有消炎、止痛、退燒的功能。

前列腺素會促進發熱與疼痛，而製造前列腺素需要COX酵素，阿斯匹靈就是藉由妨礙COX酵素的功能來抑制前列腺素形成，發揮消炎、止痛、退燒的效果。

除此之外，阿斯匹靈還有抑制血液凝固的正面效果，和傷胃

的負面效果。

血液之所以凝固，是因為以前列腺素為原料所製造的血栓素（thromboxane），會吸引血小板聚集凝固。阿斯匹靈妨礙COX2的功能，就會妨礙血栓素生產，阻止血液凝固。

醫學界建議，容易發作心絞痛和腦血栓的病患，持續服用阿斯匹靈，可以預防這些疾病。但是反過來看，由於服用阿斯匹靈會阻止血液凝固，所以也容易內出血。

另外，前列腺素會抑制胃酸分泌，並促進分泌一種抗胃酸的黏液，也就是說，前列腺素可以保護胃。但是阿斯匹靈卻會抑制前列腺素生產，促進胃酸分泌，妨礙胃分泌保護黏膜，所以有傷胃的副作用。

所有NSAIDs的共同副作用，就是造血器官障礙，肝障礙以及過敏。大量攝取阿斯匹靈還會出現發燒、呼吸急促、脫水、消化性潰瘍等急性水楊酸中毒症狀。

阿斯匹靈最知名的負面作用就是雷氏症候群，雷氏症候群會引發流行性感冒、水痘感染、嘔吐、意識障礙、肝臟障礙，致死率相當高。小孩服用阿斯匹靈退燒時，特別容易引發雷氏症候群，所以未滿十五歲不可使用阿斯匹靈。

如果幼兒流感病患攝取每非那酸（mefenamic acid）或雙氯芬酸（diclofenac）等NSAIDs，容易引發腹瀉、嘔吐、腎功能障礙、意識障礙等流感腦病變。因此，日本明令禁止幼兒施用NSAIDs，台灣則由衛生署公佈，「患有心血管病變等高危險群病人，應特別謹慎使用」，或改用非比林類退燒止痛藥乙醯胺酚（acetaminophen）。

◎選擇性COX2抑制劑

COX包含兩種相當類似的酵素，COX1和COX2。COX1經常

存在於胃黏膜上，保護黏膜不受胃酸侵蝕，COX2則只有發炎的時候才會釋放出來。絕大多數的NSAIDs對COX1的抑制作用比對COX2要強，這就是攝取NSAIDs會造成腸胃功能障礙的理由。

因此，學者開發了比較不容易造成腸胃功能障礙的NSAIDs，也就是抑制COX2強於COX1的選擇性COX2抑制劑，例如希樂葆（celecoxib）、艾特多雷克（etodolac）、美洛西卡（meloxicam）等等。

另外有兩種曾經上市的COX2抑制劑羅非昔布（rofecoxib）、伐地昔布（valdecoxib），由於證實會引起心肌梗塞，所以分別於2004年與2005年退出全球藥品市場。

之後美國食品暨藥物管理局FDA宣布，無論有沒有COX選擇性的藥物，包含希樂葆在內的所有NSAIDs，都要標示心血管方面的副作用警語，只有低用量的阿斯匹靈例外，它可以預防心肌梗塞發病。

常用藥物

- 類固醇消炎藥——氫化可的松（hydrocortisone）、培尼皮質醇（prednisolone）、醣皮質類固醇（dexamethasone）、安西諾隆（triamcinolone acetonide）、帕拉米松（paramethasone）、貝皮質醇（betamethasone）。
- 非類固醇消炎藥（NSAIDs）——阿斯匹靈（aspirin）、每非那酸（mefenamic acid）、因多美沙信（indomethacin）、異布洛芬（ibuprofen）、那普洛先（naproxen）。
- 選擇性COX2抑制劑——希樂葆（celecoxib）、艾特多雷克（etodolac）、美洛西卡（meloxicam）。

止咳化痰用藥

◎為何會咳嗽、有痰

氣管是空氣從口腔到肺部的路徑，咳嗽則是一種防衛反應，可以促進人體排出氣管內累積的異物與痰。痰是氣管分泌物，是白血球攻擊病原體之後死亡的殘骸，以及受攻擊而死亡的微生物殘骸。我們藉由咳嗽將痰排出。

我們自己不會察覺，但是支氣管壁上的纖毛會不斷蠕動，排除氣管內的異物與痰。但是當痰的量太多，黏在黏膜上，纖毛蠕動就無法排除，因此引發咳嗽。通常只有在呼吸道感染發炎的時候，才會咳出較多的痰。

咳嗽發生過程如下。首先氣管黏膜受到異物或痰的刺激，發出訊號給副交感神經中的迷走神經，再傳遞給延腦的咳嗽中樞。咳嗽中樞受刺激而亢奮，支氣管周圍的肌肉就會活動，緊縮氣管，把空氣擠壓出來，引發咳嗽反射。

由於咳嗽會消耗很大的能量，所以會削弱體力，而且咳嗽對心臟與肺的負擔也大，還會妨礙睡眠，所以如果長期咳嗽，就要用藥物抑制咳嗽。

◎止咳藥的功能與機轉

用來抑制咳嗽的藥物稱為止咳藥。止咳藥大致分為抑制延腦咳嗽中樞的中樞性止咳藥，以及抑制氣管黏膜反應的末梢性止咳藥兩種。

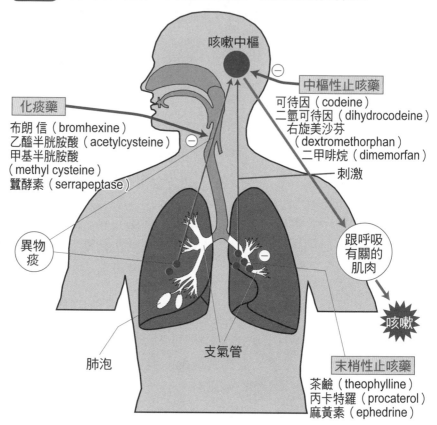

圖3 中樞性止咳藥、末梢性止咳藥、化痰藥的作用位置

咳嗽中樞

中樞性止咳藥
可待因（codeine）
二氫可待因（dihydrocodeine）
右旋美沙芬
（dextromethorphan）
二甲啡烷（dimemorfan）

刺激

化痰藥
布朗信（bromhexine）
乙醯半胱胺酸（acetylcysteine）
甲基半胱胺酸
（methyl cysteine）
蠶酵素（serrapeptase）

異物
痰

跟呼吸
有關的
肌肉

咳嗽

支氣管

肺泡

末梢性止咳藥
茶鹼（theophylline）
丙卡特羅（procaterol）
麻黃素（ephedrine）

◎中樞性止咳藥

中樞性止咳藥分為鴉片類與非鴉片類，鴉片類的代表性藥物有可待因（codeine）和二氫可待因（dihydrocodeine），具有止痛作用，能有效改善疼痛的咳嗽症狀。鴉片類屬於神經興奮劑，具有抗藥性，使用越多效果越低，副作用包括藥物成癮與呼吸抑制等。若咳嗽中有痰要抑制氣管分泌物，最好合併使用化痰藥。

非鴉片類的代表藥物有右旋美沙芬（dextromethorphan）、二甲啡烷（dimemorfan）、諾司卡賓（noscapine）、提培匹定

圖 4 化痰藥是藉由分解構成痰的黏蛋白，使痰容易排出

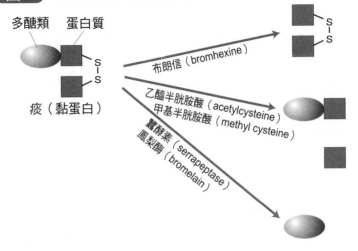

多醣類　蛋白質

痰（黏蛋白）

布朗信（bromhexine）

乙醯半胱胺酸（acetylcysteine）
甲基半胱胺酸（methyl cysteine）

蠶酵素（serrapeptase）
鳳梨酶（bromelain）

（tipepidine hibenzate）等。右旋美沙芬雖然沒有止痛作用，止咳作用卻跟可待因不相上下。藉由化痰來止咳也是個好方法。止咳化痰藥的代表性藥物包含伊普拉辛隆（eprazinone）、提培匹定（tipepidine hibenzate）、噴托維林（pentoxyverine）。

◎末梢性止咳藥

末梢性止咳藥藉由擴張支氣管，順暢呼吸來達到止咳效果，包含茶鹼（theophylline）、丙卡特羅（procaterol）、麻黃素（ephedrine）等等。

◎化痰藥的功能與機轉

去痰的藥物稱為化痰藥，分為黏液溶解劑和黏液修復劑。痰的分子構造是一整串糖組合而成的多醣類，與巨大的蛋白質部分連結而成，蛋白質部分是由好幾個組合成S-S鍵結。多醣類＋蛋白質的構造稱為黏蛋白，人類與動物所分泌的黏液幾乎都屬於黏蛋白。

黏液溶解劑，是將構成痰的分子縮小，讓痰容易排出。布朗信（bromhexine）可以分解多醣類部分。乙醯半胱胺酸（acetylcysteine）和甲基半胱胺酸（methyl cysteine）等半胱胺酸類藥物，分子中具有硫醇基（-SH），可以切斷連接黏蛋白的S-S鍵，讓黏蛋白變成低分子。

　　蟹酵素（serrapeptase）、鳳梨酶（bromelain）等酵素製劑，是分解蛋白質的酵素。黏液修復劑也可以把痰分子分解、變小，降低黏度方便排出，代表性藥物有卡玻西碘（carbocysteine）、福多司坦（Fudosteine）。

常用藥物

- 中樞性止咳藥：鴉片類——可待因（codeine）、二氫可待因（dihydrocodeine）。
- 中樞性止咳藥：非鴉片類——右旋美沙芬（dextromethorphan）、二甲啡烷（dimemorfan）、諾司卡賓（noscapine）、氯哌斯汀（cloperastine）。
- 中樞性止咳化痰藥：非鴉片類——伊普拉辛隆（eprazinone）、提培匹定（tipepidine hibenzate）、噴托維林（pentoxyverine）。
- 末梢性止咳藥——茶鹼（theophylline）、丙卡特羅（procaterol）、麻黃素（ephedrine）。
- 化痰藥：黏液溶解劑——布朗信（bromhexine）、乙醯半胱胺酸（acetylcysteine）、甲基半胱胺酸（methyl cysteine）。
- 化痰藥：酵素製劑——蟹酵素（serrapeptase）、鳳梨酶（bromelain）
- 化痰藥：黏液修復劑——卡玻西碘（carbocysteine）、福多司坦（fudosteine）。

支氣管氣喘用藥

◎支氣管氣喘是什麼疾病

支氣管氣喘，是支氣管對刺激過度敏感，造成氣管緊縮，呼吸困難的發作性疾病。過敏性的慢性發炎會引起支氣管浮腫，血管擴張，因此氣管會變窄，呼吸更困難。

◎支氣管氣喘的發病原因

最近研究發現，支氣管氣喘的發病原因，在於氣管發生慢性發炎。引發慢性發炎的重要原因是肥大細胞釋放組織胺，造成I型過敏。

引發過敏的物質稱為過敏原，代表性的過敏原有花粉、動物毛、粉塵。如果有人吸入會造成自身過敏的過敏原，身體就會製造IgE抗體（immunoglobulin E，免疫球蛋白E）來抵抗抗原（過敏原），IgE會結合到肥大細胞表面。這個過程稱為「致敏化」。

致敏化後的肥大細胞如果再次暴露於抗原中，與肥大細胞表面結合的IgE就會與抗原產生鍵結，鍵結處會產生訊號，使肥大細胞釋放組織胺、白三烯、前列腺素等發炎物質。於是造成發炎。

一旦支氣管發炎，支氣管就會充血浮腫。而且支氣管平滑肌也會發生痙攣性收縮。結果氣管就變窄，呼吸也困難。

支氣管氣喘起因於支氣管慢性發炎，所以用消炎藥抑制發炎，或是用抗過敏藥抑制過敏即可。而氣喘發作時，可以使用擴張氣管、讓呼吸較順暢的支氣管擴張劑。

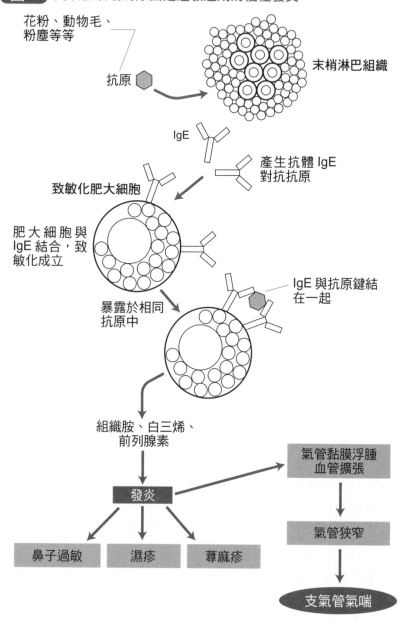

圖 5　支氣管氣喘的原因是過敏造成的慢性發炎

花粉、動物毛、粉塵等等

抗原

末梢淋巴組織

IgE

產生抗體 IgE 對抗抗原

致敏化肥大細胞

肥大細胞與 IgE 結合，致敏化成立

IgE 與抗原鍵結在一起

暴露於相同抗原中

組織胺、白三烯、前列腺素

發炎

氣管黏膜浮腫血管擴張

鼻子過敏　　濕疹　　蕁麻疹

氣管狹窄

支氣管氣喘

◎支氣管氣喘藥物的功能與機轉

支氣管氣喘的原因，在於支氣管慢性發炎，所以消炎是治本的做法，這時可以使用類固醇消炎藥。另外也可以使用支氣管擴張劑來擴張氣管，讓呼吸較為順暢。

◎類固醇消炎藥

類固醇製劑是最強力的消炎藥，代表性的藥物有倍氯米松（beclomethasone）、氟替卡松（fluticasone）、亞丁皮質醇（budesonide）、環索奈德（ciclesonide）。這些藥物會抑制磷脂酶A2的功能，迅速抑止造成發炎的白三烯與前列腺素。

類固醇製劑屬於激素的一種，會對全身造成影響，也容易產生副作用，還好目前開發了「吸入式類固醇製劑」，可以直接對支氣管噴霧來消炎，幾乎沒有副作用。

在日本是使用局部性較強的倍氯米松（beclomethasone）來治療支氣管氣喘。我國衛生署則規定，氣喘用藥分兩大類：控制藥物（預防藥物）與緩解藥物（支氣管擴張劑）。

◎支氣管擴張劑

氣喘發生時，支氣管平滑肌會異常收縮，讓氣管變窄，此時使用支氣管擴張劑擴張氣管，就會使呼吸順暢。支氣管擴張劑分成β_2刺激劑、抗膽鹼劑、茶鹼製劑（PDE抑制劑）。

◎β_2刺激劑

代表性的β_2刺激劑有麻黃素（ephedrine）、特必林（terbutaline）、沙布坦（salbutamol）、丙卡特羅（procaterol），這類型藥物幾乎對所有氣喘病患都有效。

腎上腺素β受體分為提高心臟功能的β_1，和擴張支氣管的β_2。β_1

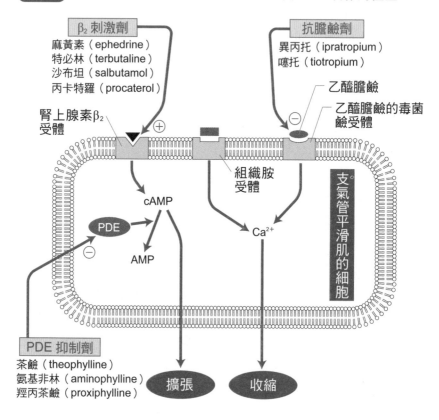

圖 6 藥物如何影響支氣管平滑肌收縮與舒緩，以及作用位置

多分布於心肌上，β_2多分布於支氣管。β_2刺激劑會選擇性刺激β_2受體，進而擴張支氣管。

作用過程如下。當β_2刺激劑與支氣管平滑肌表面的β_2受體結合，活化腺嘌呤核苷環狀酶（adenyl cyclase），增加cAMP，細胞內的cAMP增加，就會造成支氣管擴張。β_2刺激劑的副作用有心臟功能亢奮，不安、失眠、頭痛、噁心、目眩、顫抖等等。

◎抗膽鹼劑

氣喘發作的時候，副交感神經會亢奮，造成支氣管收縮。所以只要抑制副交感神經的亢奮，支氣管就會擴張，呼吸也更順暢，因此可以攝取抗膽鹼劑，阻止乙醯膽鹼與毒菌鹼（muscarine）受體結合。

阿托品（atropine）和顛茄生物鹼（belladonna alkaloid）的治療效果雖低，但是仍一直用來治療氣喘。不過目前這兩種藥物已經被異丙托（ipratropium）、噻托（tiotropium）所取代。抗膽鹼劑的副作用有口乾舌燥、眼壓上升、心臟功能亢進，排尿困難等。

◎茶鹼製劑（PDE抑制劑）

以氨基非林（aminophylline）、膽鹼茶鹼（choline phylline）、羥丙茶鹼（proxiphylline）為代表的黃嘌呤類藥物，藉由阻止磷酸二酯酶（PDE）分解cAMP，來增加細胞內的cAMP，擴張支氣管。主要副作用有消化道功能障礙、顫抖、失眠，使用過量會發生噁心、嘔吐、低血壓、心律不整、痙攣。

常用藥物

・類固醇消炎藥──倍氯米松（beclomethasone）、氟替卡松（fluticasone）、亞丁皮質醇（budesonide）、環索奈德（ciclesonide）。
・支氣管擴張劑：β_2刺激劑──麻黃素（ephedrine）、特必林（terbutaline）、沙布坦（salbutamol）、丙卡特羅（procaterol）。
・支氣管擴張劑：抗膽鹼劑──異丙托（ipratropium）、噻托（tiotropium）。
・支氣管擴張劑：茶鹼劑──茶鹼（theophyline）、氨基非林（aminophylline）、羥丙茶鹼（proxiphylline）、膽鹼茶鹼（choline phylline）。

5-4
感冒用藥

◎感冒是什麼疾病

　　感冒就是呼吸道感染病毒所引發的急性發炎。感冒的時候，鼻腔、鼻竇、咽頭等處的黏膜會因為發炎而腫脹，症狀包括打噴嚏、流鼻水、鼻塞、喉嚨痛、發燒、頭痛、全身無力，只要靜養一周左右，感冒就會痊癒。

　　引發感冒的病毒有一百種以上，主要的病毒包括鼻病毒（Rhinovirus）、冠狀病毒（Coronavirus）、腺病毒（Adenovirus）等較為溫和的病毒，所以感冒不一定只有單一原因，由於原因眾多，症狀又大致相同，所以統稱為「感冒」、「感冒症候群」。

　　相較之下，流行性感冒，就是兇殘的流感病毒（Influenza virus）所引發的全身性傳染病。流感與感冒不同，會突然出現三到四天的高燒（38℃～40℃），伴隨激烈頭痛、肌肉疼痛、關節痛、全身疼痛，還有極度疲勞，不過，即使是流行性感冒，大多數人只要花一周到十天也能夠痊癒。

◎感冒的發病原因

　　感冒源自於鼻病毒（Rhinovirus）、冠狀病毒（Coronavirus）、腺病毒（Adenovirus）等上百種病毒的感染，只要不接觸這些病毒，自然就不會感染，所以感冒流行季節最好不要前往人多的公共場所。但是大家總要通勤、上學、上班，想不接觸人群實在很困難。

所以要過一般正常的社會生活，就不可能逃過這些病毒。但我們就算每天暴露在病毒之中，也不會常常感冒，這是因為我們體內的免疫系統能夠防止感染。當免疫系統轉弱，就容易感染病毒而發病，所以只要攝取營養均衡的飲食，避免過度勞累，做適量運動，外出不忘洗手漱口，就能避免感冒。想要治癒感冒，先決條件就是充足的靜養、睡眠、保溫、營養。

◎感冒藥的功能與機轉

目前尚未發明能有效消滅感冒病毒的疫苗和藥物，所以感冒藥都只能治標，減輕感冒症狀。

發燒、頭痛、肌肉痠痛要使用退燒止痛藥，鼻塞流鼻水要使用鼻炎藥，咳嗽用止咳藥，有痰吃化痰藥，各種症狀有各自的藥物。而針對以上症狀，將各種藥物混合成單一藥物，就是「綜合感冒藥」。

以阿斯匹靈與異布洛芬（ibuprofen）為代表的NSAIDs消炎藥，可以抑制紅腫、發燒、疼痛等症狀，經常被用來減輕感冒症狀。如前所述，NSAIDs藉由抑制COX製造前列腺素的功能，來發揮消炎作用。

但是NSAIDs有腸胃功能障礙的副作用，而且未滿15歲的兒童不得服用阿斯匹靈，避免造成雷氏症候群，用藥必須多加注意。

另一方面，作用機轉尚未明朗的「退燒止痛藥」雖然不能消炎，但是退燒止痛的效果卻媲美阿斯匹靈。退燒止痛藥分為比林（pyrine）類與非比林類。

比林類是此類化學物的總稱，分子構造呈現五角形，其中兩個頂點為氮，也就是所謂的吡唑啉酮（pyrazolone）骨架。以往綜合感冒藥中經常使用安替比林（antipyrine）和斯露比林（sulpyrine），但是這兩種物質會引發過敏、延重皮膚病、血液障

礙等問題，所以逐漸淘汰。

由於比林（pyrine）的發音與阿斯匹靈（aspirin）極為類似，有人會誤以為兩者屬於同類，但是阿斯匹靈屬於NSAIDs，而不是比林類。

非比林類退燒止痛藥的代表藥物是乙醯胺酚（acetaminophen），證實退燒止痛效果與阿斯匹靈相同。非那西汀（phenacetin）這種前驅劑會在體內被代謝轉換為乙醯胺酚，發揮藥效，但是有腎功能障礙等副作用，目前已經禁用。對於無法使用阿斯匹靈等NSAIDs的病患來說，乙醯胺酚是很好的選擇。

綜合感冒藥除了阿斯匹靈或退燒止痛藥之外，還加入了抗組織胺酸、咖啡因、止咳藥、化痰藥、維生素等。大多綜合感冒藥都含有咖啡因，可以止痛、減緩頭痛、提振精神。

日本醫療用的綜合感冒藥經常使用PL和Pelex。1g的Pelex之中含有水楊酸胺270 mg、乙醯胺酚150 mg、脫水咖啡因30 mg、縮蘋酸氯菲安明（chlorpheniramine maleate）3 mg。

水楊酸胺和乙醯胺酚是退燒止痛藥，可以退燒止痛。縮蘋酸氯菲安明是抗組織胺劑，會與組織胺H1受體結合，抑制組織胺的功能，減緩打噴嚏、流鼻水的症狀。脫水咖啡因的藥效則是止痛與減輕頭痛。

常用藥物

【綜合感冒藥】（綜合感冒藥為混合藥劑，因此僅記載商品名）
・醫療用藥——PL、Pelex。
・一般成藥——Pabron S Gold（大正百保能感冒顆粒）、Benza Block、新Lulu A感冒膠囊、康德綜合感冒藥等。
【退燒止痛藥】
・醫療用藥——阿斯匹靈配維生素C、阿斯匹靈配dialuminate、乙

圖 7 醫療用藥與市售成藥的綜合感冒藥成分

Pelex（醫療用藥）1g 中的 mg 數

水楊酸胺	270	發燒・疼痛
乙醯胺酚	150	發燒・疼痛
脫水咖啡因	30	頭痛
縮蘋酸氯菲安明	3	打噴嚏・流鼻水

Pabron S Gold（大正百保能感冒顆粒）一次服用量（三粒，1.2g）中的成分量（mg數）

乙醯胺酚	300	發燒・疼痛
諾司卡賓	16	咳嗽
dl- 鹽酸甲基麻黃素	20	咳嗽
磷酸二氫可待因	8	咳嗽
來縮酵素（lysozyme chloride）	30	消炎
維生素 B_1	8	營養劑
維生素 B_2	4	營養劑
脫水咖啡因	25	頭痛
鹽酸布朗信	4	痰
縮蘋酸卡比沙明（carbinoxamine maleate）	2.5	打噴嚏・流鼻水

醯胺酚、每非那酸、雙氯芬酸鈉、異布洛芬等。

• 一 般 成 藥 —— 主 要 成 分 為 乙 醯 胺 酚、 乙 氧 基 苯 醯 胺
（Ethenzamide）、阿 斯 匹 靈、異 布 洛 芬、溴 化 頡 草 酸 尿 素
（Bromovalerylurea）為主成分的藥品（日本商品名為Bufferin
A、Eve A、新Sedes、腦新、大正耐能鎮痛）等。

阿斯匹靈

乙醯胺酚

水楊酸胺

第**6**章

消化器官用藥

消化不良·食慾不振·腸胃不適／消化性潰瘍／腹瀉／便秘
等疾病的用藥與機轉

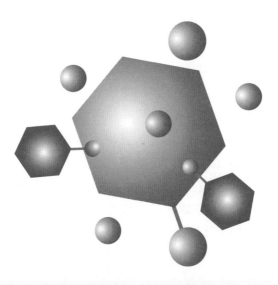

6-1 消化器官的功能

　　消化器官是單行道，從口腔開始，經過食道、胃、十二指腸、小腸、大腸直到肛門。我們先用口腔中的牙齒咀嚼，破壞食物形狀，這時食物就改稱為消化物。從喉嚨吞下消化物之後，消化物會迅速通過食道進入胃中，形成一團糊狀物，再前往十二指腸，含有膽汁與消化酵素的小腸最前段。

　　送到小腸的消化物，會被分解成各種營養分子後吸收。食物在通過消化道的過程中會變成小分子，被消化吸收後，多餘的東西就成為糞便，從肛門排泄掉。

　　食物經消化吸收之後的營養，成為人體活動的能量，或是形成發育的血肉，以及用於傷口復原等。

　　胃的功能由自主神經與消化道激素來進行調節。當副交感神經亢奮，就會加快胃液分泌和胃蠕動等消化功能；交感神經亢奮時，消化功能則減緩。

　　位於胃尾端部的幽門，有許多胃泌素（gastrin）分泌細胞（G細胞）。當食物到達胃中，食物中所含有的蛋白質與胺基酸就會刺激G細胞，分泌一種由17個胺基酸所組成的消化道激素，稱為「胃泌素」的胜肽（peptide）。胃泌素會促進胃蠕動，刺激胃黏膜，讓胃壁細胞分泌胃酸，主細胞分泌胃蛋白酶原。胃蛋白酶原受到鹽酸活化會變成胃蛋白酶，可以消化（分解）蛋白質。

　　至於另一種消化道激素分泌素（secretin），則是由27個胺基酸構成的胜肽物，可以抑制鹽酸分泌。當胃中鹽酸（HCl）增加，就會促進分泌素的分泌，避免酸性過於強烈。通常自主神經與消

化道激素會均衡控制胃的運作，一旦兩者失去平衡，就會引發消
化不良或食慾不振。

圖1 胃液的分泌受自主神經與消化道的激素控制

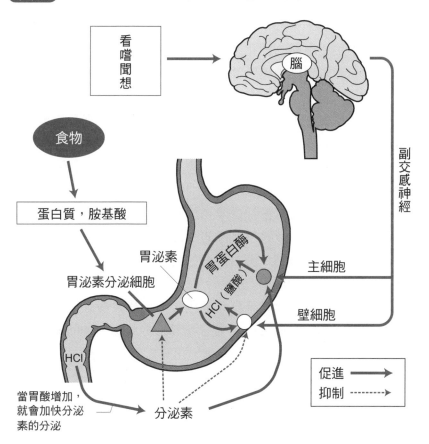

提高腸胃功能的藥物

　　提高腸胃功能的藥物，大致分為食慾－消化促進劑以及腸胃功能調整劑兩種。食慾－消化促進劑，可以改善胃部蠕動、唾液胃液分泌不足所引起的消化不良、食慾不振。代表性的藥物有苦味健胃藥、芳香性健胃藥、消化酵素等，都可以幫助消化，增加食慾。

　　苦味健胃藥，用的是帶苦味的藥草，以苦味來刺激味覺，可使副交感神經亢奮，促進胃液、唾液、胰液分泌，加速胃蠕動，於是能增加食慾。代表性的苦味健胃藥有千振草粉、黃連粉、龍膽草粉、馬錢子萃取物等，飯前服用特別有效。

　　芳香性健胃藥含有精油或辛辣成分，精油是植物所含有的揮發性芳香油，口服可以適度刺激胃黏膜，芳香則可以加速胃蠕動與分泌，於是增加食慾。芳香草藥包含茴香、肉桂皮、薄荷，辛辣草藥包含胡椒、山椒、辣椒等等。

　　我們也可以攝取酵素來幫助消化，消化酵素劑有從豬牛胃黏膜萃取的胃蛋白酶（pepsin），從胰臟萃取的胰酶（pancreatin），從植物萃取的澱粉酵素（diastase，可分解澱粉）和木瓜蛋白酶（papain，可分解蛋白質）等。

　　腸胃功能調整劑，是用來改善腸胃或腹部的不適感，這些症狀的原因是腸胃蠕動變慢，胃內容物停留所致，用來刺激腸胃運動的藥物有乙醯膽鹼刺激劑、多巴胺拮抗劑、血清素刺激劑。

　　代表性的乙醯膽鹼刺激劑有阿克吐（aclatonium）、肉鹼（carnitine）。多巴胺拮抗劑有美托拉麥（metoclopramide）、多

圖2 強化腸胃功能的藥物

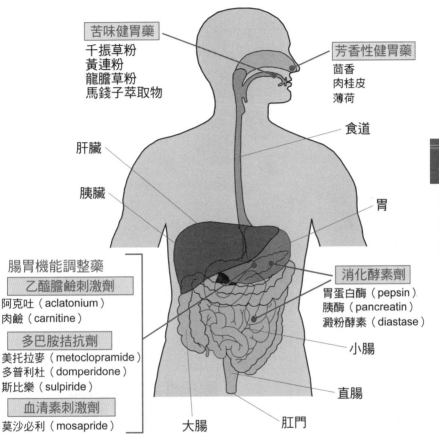

苦味健胃藥
千振草粉
黃連粉
龍膽草粉
馬錢子萃取物

芳香性健胃藥
茴香
肉桂皮
薄荷

食道

肝臟

胰臟

胃

腸胃機能調整藥
乙醯膽鹼刺激劑
阿克吐（aclatonium）
肉鹼（carnitine）

多巴胺拮抗劑
美托拉麥（metoclopramide）
多普利杜（domperidone）
斯比樂（sulpiride）

血清素刺激劑
莫沙必利（mosapride）

消化酵素劑
胃蛋白酶（pepsin）
胰酶（pancreatin）
澱粉酵素（diastase）

小腸

直腸

大腸

肛門

普利杜（domperidone）、斯比樂（sulpiride）；血清素刺激劑有莫沙必利（mosapride）。

常用藥物

· 苦味健胃藥——千振草粉、黃連粉、龍膽草粉、馬錢子萃取物。

- 芳香性健胃藥——茴香、肉桂皮、薄荷。
- 消化酵素劑——胃蛋白酶、胰酶（pancreatin）、澱粉酵素（diastase）、木瓜蛋白酶（Papain）。
- 乙醯膽鹼刺激劑——阿克吐（aclatonium）、肉鹼（carnitine）。
- 多巴胺拮抗劑——美托拉麥（metoclopramide）、多普利杜（domperidone）、斯比樂（sulpiride）。
- 血清素刺激劑——莫沙必利（mosapride）。

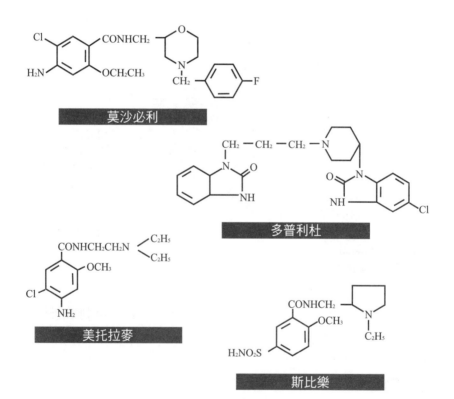

莫沙必利

多普利杜

美托拉麥

斯比樂

消化性潰瘍用藥

◎消化性潰瘍是什麼疾病

消化性潰瘍，就是胃或十二指腸黏膜發生潰瘍的慢性病。如果病變部位僅限於黏膜，就稱為糜爛，過一段時間便會痊癒；潰瘍指的則是損害深入黏膜組織的狀態。

這種疾病起因於原本消化食物用的胃液，消化了胃和十二指腸的組織，所以相連的胃與十二指腸會同時發病。一旦發病過，就算用藥減緩症狀，還是容易復發。

消化性潰瘍最常見的症狀就是腹痛，再來是胸悶。腹痛從悶痛到燒灼痛都有，大多是令人不適的持續性痛楚，另外也有噁心、嘔吐、食慾不振、胃脹等胃部不適症狀。

◎消化性潰瘍的發病原因

胃潰瘍和十二指腸潰瘍，起因於胃液中的鹽酸與胃蛋白酶消化了本身組織。一般健康人的消化道不會發生自我消化，健康的胃只會消化食物，不會消化自己。

雖然鹽酸和胃蛋白酶是消化胃黏膜，是製造潰瘍的攻擊因子，但是胃黏膜本身具有血流和凝膠狀的黏液進行防禦。

不過當攻擊方與防禦方的勢力失衡，攻擊比防禦更強勢，就會發生潰瘍。所以只要用藥物抑制攻擊方，強化防禦方，就可以治療消化性潰瘍。

胃的酸性越強，胃蛋白酶分解蛋白質的能力越好，所以只要削弱胃液酸性，就能降低胃蛋白酶的能力。日本俗話說「沒酸就

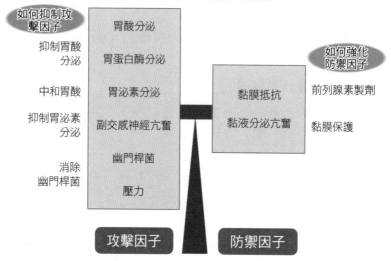

圖 3 潰瘍發生時，攻擊因子與防禦因子的關係

當攻擊因子強過防禦因子就會產生潰瘍

如何抑制攻擊因子

抑制胃酸分泌

中和胃酸

抑制胃泌素分泌

消除幽門桿菌

胃酸分泌

胃蛋白酶分泌

胃泌素分泌

副交感神經亢奮

幽門桿菌

壓力

攻擊因子

黏膜抵抗

黏液分泌亢奮

如何強化防禦因子

前列腺素製劑

黏膜保護

防禦因子

沒潰瘍」就是這個意思。

目前治療潰瘍的重心在於抑制攻擊因子，也就是削弱胃酸強度。

另外還有一個不能忽略的攻擊因子，那就是幽門螺旋桿菌（helicobacter pylori）對胃的感染。一般認為細菌無法生存在胃內部的強酸環境下，但是1979年澳洲的約翰‧華倫（John Warren）博士，發現胃炎病患的胃中有大量的螺旋桿菌。

華倫博士做了紀錄，根據調查，77%的胃潰瘍，90%的十二指腸潰瘍病例都有檢驗出螺旋桿菌，於是他對消化性潰瘍病患使用抗生素四環黴素（tetracycline），兩周之後潰瘍症狀便完全消失。為了謹慎起見，他再次使用內視鏡檢查，發現之前的胃炎影像已經消失無蹤。

◎抑制攻擊因子的藥物

攻擊因子分為外在因子與內在因子，外在因子包含阿斯匹靈

等NSAIDs、咖啡、酒精；內在因子則是胃酸、胃蛋白酶、幽門桿菌感染。

◎消除幽門桿菌

胃中有強酸性的鹽酸，但是幽門桿菌依然能夠生存，它的生存關鍵在於能夠釋放名為尿素酶（urease）的酵素，尿素酶可以用水分解尿素，製造出氨和二氧化碳。

氨會和幽門桿菌周圍的鹽酸起化學反應，消耗周圍的鹽酸。而幽門桿菌唯一的營養來源就是胃黏液細胞所分泌的黏液。簡單地說，幽門桿菌就是吃防禦黏液過生活，就像獅子的蝨子一樣。

感染幽門桿菌的人，即使以一般治療改善了症狀，只要桿菌繼續存在，還是很容易復發，而且幽門桿菌感染也是造成胃癌的原因之一，所以殺菌還是上上策。

要消除幽門桿菌，可使用盤尼西林類的高廣黴素（amoxicillin），巨環類（macrolide）的開羅理黴素（clarithromycin）等。

◎抑制胃酸分泌的藥物

傳遞物質乙醯膽鹼、胃幽門黏膜分泌的胃泌素、肥大細胞分泌的組織胺，都會與胃壁細胞的各種受體結合，最後促進質子幫浦（proton pump）的功能。質子幫浦是一種酵素，功能類似旋轉門，會對胃內部放出質子，同時吸收鉀離子（K^+），結果促使壁細胞對胃內釋放鹽酸。

所以，只要阻止乙醯膽鹼、胃泌素、組織胺與受體結合，就能抑制胃酸分泌。

抗膽鹼劑可以取代乙醯膽鹼與受體結合，妨礙乙醯膽鹼的功能，代表性藥物有匹雷辛平（pirenzepine）、丙胺太林（propantheline）。

抗胃泌素劑可以取代胃泌素與受體結合，代表性藥物是丙谷胺（proglumide）。

組織胺會與H2受體結合，H2拮抗劑能夠阻止結合行為。常用的代表性藥物有希每得定（cimetidine）、法莫替丁（famotidine）、雷尼替丁（ranitidine）、羅沙替丁（roxatidine）。H2拮抗劑不僅可以拮抗組織胺，也能抑制胃泌素和乙醯膽鹼造成的胃酸分泌，效果很好。

質子幫浦抑制劑，功能是妨礙壁細胞釋放鹽酸的最後階段，效果比H2拮抗劑更好。副作用有頭痛、目眩等等，但是症狀輕微。質子幫浦抑制劑的代表有奧美拉唑（omeprazole）、蘭索拉唑（lansoprazole）、雷貝拉唑（rabeprazole）。

奧美拉唑能強力抑制胃酸，而且服用一次的藥效長達24小時以上。這麼長效是有原因的，因為奧美拉唑是鹽基物質，在胃中接收質子會轉換為磺胺（sulfonamide），磺胺與質子幫浦的SH基會產生化學反應，創造新的鍵結，這個化學鍵非常強大，一旦形成就不會斷裂，於是酵素便會死亡。這就是奧美拉唑長效的秘密。

由於H2拮抗劑與質子幫浦抑制劑的開發，以往只能用手術治療的難纏潰瘍，也能夠以口服藥物治療，不再需要開刀，可以說是劃時代的創舉。

◎制酸劑

制酸劑並沒有積極地阻止胃酸分泌，只是單純以鹼來中和胃酸。提高胃中的pH值，就能抑制胃蛋白酶的消化能力。

各種制酸劑之間的差異，就是吸收情況與糞便硬度。美國最常用的制酸劑是氫氧化鎂與氫氧化鋁，這兩種物質幾乎都不會被腸道吸收。氫氧化鈉是強力瀉藥，氫氧化鋁則容易引起便秘。

圖 4 胃・十二指腸潰瘍用藥

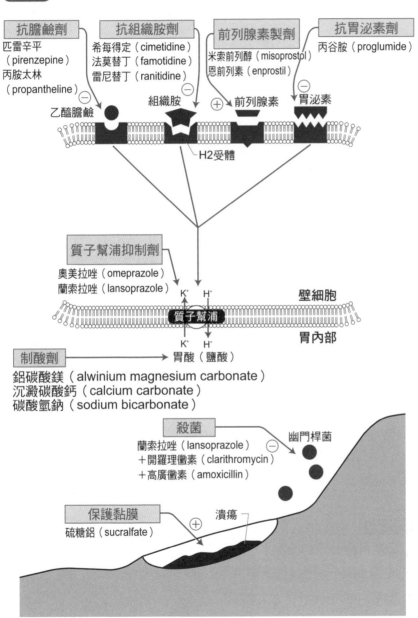

抗膽鹼劑
匹雷辛平
（pirenzepine）
丙胺太林
（propantheline）

抗組織胺劑
希每得定（cimetidine）
法莫替丁（famotidine）
雷尼替丁（ranitidine）

前列腺素製劑
米索前列醇（misoprostol）
恩前列素（enprostil）

抗胃泌素劑
丙谷胺（proglumide）

乙醯膽鹼   組織胺   前列腺素   胃泌素

H2受體

質子幫浦抑制劑
奧美拉唑（omeprazole）
蘭索拉唑（lansoprazole）

K⁺ H⁺
質子幫浦
K⁺ H⁺

壁細胞

胃內部

制酸劑
→ 胃酸（鹽酸）
鋁碳酸鎂（alwinium magnesium carbonate）
沉澱碳酸鈣（calcium carbonate）
碳酸氫鈉（sodium bicarbonate）

殺菌
蘭索拉唑（lansoprazole）   幽門桿菌
＋開羅理黴素（clarithromycin）
＋高廣黴素（amoxicillin）

保護黏膜   潰瘍
硫糖鋁（sucralfate）

6

消化器官用藥

有時候可以使用碳酸鈣或碳酸氫鈉（小蘇打），但是這兩種物質跟氫氧化鎂與氫氧化鋁不同，會被腸道吸收。碳酸鈣和碳酸氫鈉被腸道吸收之後，除了腸胃道還可能作用於全身，所以使用機會少於鈣鹽和鋁鹽。

◎強化防禦因子的藥物

強化防禦因子的代表性藥物，就是硫糖鋁（sucralfate）和前列腺素製劑。硫糖鋁是蔗糖鋁硫酸鹽的最小分子，當它進入胃部，就會在酸性條件下與各種分子起化學反應，連結為巨大分子，稱為聚合反應，反應形成的聚合物會覆蓋並保護潰瘍部分。這種藥可以治療消化性潰瘍，並且減少復發機會。而且由於難以溶解，幾乎沒有副作用，但是硫糖鋁一天必須服用四次，較為不便。

另外，洗腎中的病患會將鋁吸收到體內，可能引發腦病變，所以不得使用硫糖鋁。

胃黏膜表面因為有黏液保護，pH值都維持在中性標準。黏液是保護胃的重要物質，而黏膜細胞所製造的前列腺素，則是維持黏液分泌的關鍵物質，但是長期服用NSAIDs會抑制COX的功能，造成前列腺素分泌減量，容易發生消化性潰瘍。

要治療服用NSAIDs所產生的潰瘍，可以使用米索前列醇（misoprostol）、恩前列素（enprostil）等前列腺素製劑。

但是前列腺素製劑有子宮收縮作用，孕婦使用本藥物會有早產的危險，千萬不可使用。

常用藥物

【抑制胃酸分泌的藥物】

・抗膽鹼劑——匹雷辛平（pirenzepine）、丙胺太林（propantheline）。

- 抗胃泌素劑——丙谷胺（proglumide）。
- H2拮抗劑——希每得定（cimetidine）、法莫替丁（famotidine）、雷尼替丁（ranitidine）、羅沙替丁（roxatidine）。
- 質子幫浦抑制劑——奧美拉唑（omeprazole）、蘭索拉唑（lansoprazole）、雷貝拉唑（rabeprazole）。

【制酸劑】

氫氧化鈉（NaOH）、乾燥氫氧化鋁凝膠（dry aluminum hydroxide）、合成矽酸鋁（aluminum silicate）、碳酸氫鈉（sodium bicarbonate，小蘇打，重曹）、沉澱碳酸鈣（calcium carbonate，輕質碳酸鈣）。

【強化防禦因子的藥物】

- 硫糖鋁（sucralfate）
- 前列腺素製劑——米索前列醇（misoprostol）、恩前列素（enprostil）。
- 消除幽門桿菌的藥物——高廣黴素（amoxicillin）、開羅理黴素（clarithromycin）、奧美拉唑（omeprazole）。

奧美拉唑

希每得定

6-4 治療腹瀉用藥（止瀉劑）

◎腹瀉是什麼疾病

腹瀉是指糞便中的水分大量增加，排放出液體狀糞便的狀態。通常腹瀉病患會多次如廁，但是腹瀉與如廁次數並沒有直接關連，即使如廁次數多，只要糞便是固體狀，就不算腹瀉。

如果持續激烈腹瀉，水分與礦物質會大量流失，造成體內電解質失衡，尤其特別容易缺鉀，稱為「低血鉀」。低血鉀會讓細胞膜電位不穩定，細胞無法攝取葡萄糖，造成能量不足，此時會感到疲勞、乏力，還會引起抽筋、肌肉衰弱。

此外水分喪失會使血液變濃，大腦過度亢奮，甚至有生命危險，尤其幼兒和老人必須立刻補充水分與礦物質。

◎腹瀉的發病原因

腹瀉的主要發病原因，是腸道蠕動亢進、細菌或病毒造成腸道發炎、細菌毒素以及消化不良等。

當腸道蠕動亢進時，糞便會迅速通過腸道，腸子無法充分吸收水分，所以會排泄出液體狀糞便。

細菌或病毒感染會造成腸道發炎，此時體液會從黏膜滲透到腸內，刺激腸道蠕動亢進，糞便因此會變得柔軟，並且造成腹痛。

細菌毒素會妨礙腸黏膜吸收水分以及Na^+、K^+等礦物質，造成腸內水分增加，糞便也變得柔軟。

◎止瀉劑的功能與機轉

阻止腹瀉的藥劑稱為止瀉劑，止瀉劑依功能分為抑制腸道蠕動、消除腸炎、吸收毒素排出體外、殺死腸內細菌等種類。

自古以來，人們就知道嗎啡可以抑制腸道蠕動，減少水分與礦物質排放。但是嗎啡屬於興奮劑，容易影響大腦，產生藥物成癮，所以只有嚴重腹瀉時才會使用。平時則使用不會影響大腦的止瀉劑，例如樂必寧（loperamide）和曲美布汀（trimebutine）。

當乙醯膽鹼刺激副交感神經，就會活化腸道蠕動，所以只要抑制副交感神經的亢奮，就能避免腸道過度活動、停止腹瀉。這時候使用的抗膽鹼劑為阿托品（atropine）和東莨菪萃取物（scopolia extract）。

丹寧酸蛋白（albumin tannate）和鉍製劑，具有與蛋白質結合，收縮組織與血管的收斂作用。以這些收斂劑覆蓋黏膜表面，保護腸黏膜，就可以抑制腸道發炎或過度活動，停指腹瀉。

鉍製劑除了有收斂作用之外，當腸內異常發酵產生硫化氫，鉍製劑也可以跟硫化氫起化學反應形成硫酸鹽，並且抑制腸道蠕動。具有三重功效。

天然矽酸鋁可以吸收細菌所製造的毒素，並排泄到體外。

黃連素（berberine）是殺死腸內病菌的殺菌劑，乳酸菌製劑則是整腸劑，可以讓腸道內變成酸性環境，阻止病原性大腸菌孳生，或是中和腐敗菌所產生的氨。

最有效的整腸劑，就是以比菲德氏菌或乳酸菌為主藥成分的乳酸菌製劑。由於乳酸菌在腸內活動，可以製造乳酸，將腸道轉為酸性環境，所以不僅能夠抑制病原性大腸菌孳生，還能中和腸內產生的氨，消除其毒性。

另外要注意的就是微生物取代（microbial substitution）。大腸或陰道中有許多細菌互相競爭求生存，在生存過程中彼此維持勢

6

消化器官用藥

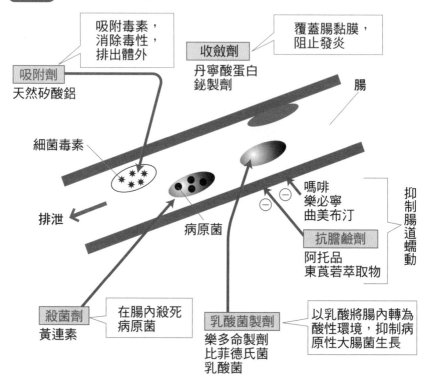

圖 5 止瀉劑與作用位置

吸附毒素，
消除毒性，
排出體外

覆蓋腸黏膜，
阻止發炎

收斂劑

丹寧酸蛋白
鉍製劑

吸附劑

天然矽酸鋁

腸

細菌毒素

排泄

病原菌

嗎啡
樂必寧
曲美布汀

抑制腸道蠕動

抗膽鹼劑

阿托品
東莨菪萃取物

殺菌劑

黃連素

在腸內殺死
病原菌

乳酸菌製劑

樂多命製劑
比菲德氏菌
乳酸菌

以乳酸將腸內轉為
酸性環境，抑制病
原性大腸菌生長

力均衡，但是服用抗生素使特定細菌死亡之後，它的敵對勢力細菌可能會異常繁殖，原本不具病原性的細菌，由於異常繁殖而產生病原性，這就是微生物取代。

有時候服用抗生素會造成腸內特定細菌繁殖，引發異常發酵或是微生物取代。為了避免這種現象，可以使用對抗生素具有抗藥性的抗藥性乳酸菌。

常用藥物

嗎啡（morphine），樂必寧（loperamide）、曲美布汀

（trimebutine）。

- 抗膽鹼劑——阿托品（atropine）、東莨菪萃取物（scopolia extract）。
- 收斂劑——丹寧酸蛋白（albumin tannate）、鉍製劑（亞硝酸鉍）。
- 吸附劑——天然矽酸鋁（aluminium silicate）。
- 殺菌劑——黃連素（berberine）。
- 乳酸菌製劑——樂多命製劑（lactomin）、比菲德氏菌（bifidus）、乳酸菌（Miya-BM）、抗藥性乳酸菌（Biofermin-R；antibiophilus）。

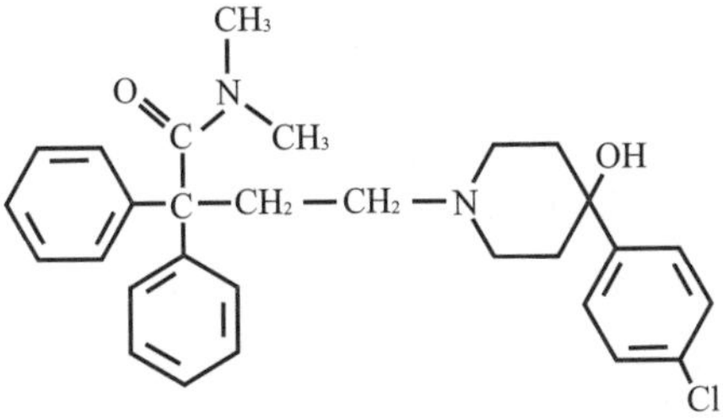

樂必寧

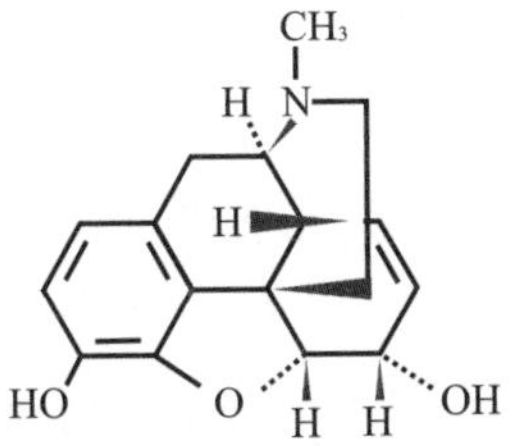

嗎啡

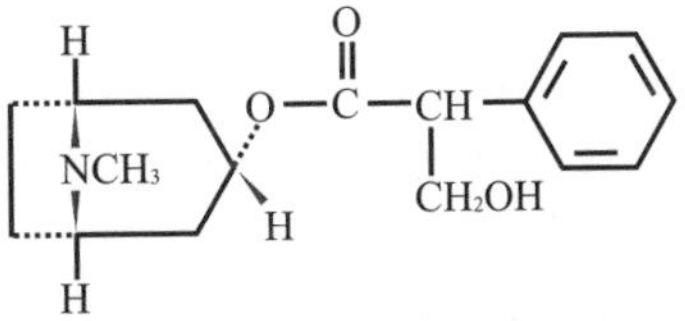

阿托品

便秘用藥（瀉藥）

◎便祕是什麼疾病

通常三天才排便一次，甚至更久，那就算是便秘。但是便秘原本指的並非排便次數，而是糞便太硬無法排出。

◎瀉藥的功效與機轉

促進排便的藥物稱為瀉藥，瀉藥種類有很多，大致上可分為兩類。第一類是增加腸道內容物的體積，軟化糞便方便排泄的機械性瀉藥；另一種是活化腸道蠕動，促進排便的刺激性瀉藥。

機械性瀉藥包含膨脹性瀉藥、鹽類瀉藥、糖類瀉藥、浸潤性瀉藥等等，刺激性瀉藥則有蒽醌衍生物（anthraquinone derivative）和聯苯酚衍生物（diphenol derivative）。

膨脹性瀉藥的代表是寒天和羧甲纖維素（carmellose），服用之後會吸水膨脹，軟化糞便，加快腸道蠕動，促進排便。不過要注意，膨脹性瀉藥必須配大量的飲水服用，如果沒有攝取充足的水分，羧甲纖維素會變成糊狀，停留在消化道內，可能引發通過障礙。

鹽類瀉藥的代表是氧化鎂、硫酸鎂、硫酸鈉等難以吸收的鹽類，這種藥物的功能在於妨礙腸道吸收水分，使糞便膨脹柔軟，而且能夠刺激腸道，促進排便。服用鹽類瀉藥跟服用膨脹性瀉藥一樣，都必須同時飲用大量的水。

另一種代表性的機械性瀉藥就是糖類瀉藥，例如由半乳糖（galactose）和果糖（fructose）所構成的雙醣類－乳果糖

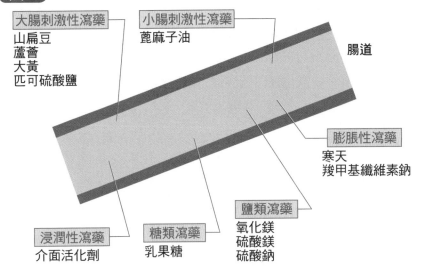

圖 6 便秘用藥與作用位置

大腸刺激性瀉藥
山扁豆
蘆薈
大黃
匹可硫酸鹽

小腸刺激性瀉藥
蓖麻子油

腸道

膨脹性瀉藥
寒天
羧甲基纖維素鈉

鹽類瀉藥
氧化鎂
硫酸鎂
硫酸鈉

浸潤性瀉藥
介面活化劑

糖類瀉藥
乳果糖

（lactulose）。乳果糖攝取之後不會被分解，而直接到達腸道中，所以會使腸內的滲透壓升高，導致水分流入腸內，使糞便軟化膨脹。而且乳果糖在腸內會分解出有機酸，可以刺激腸道，促進排便。

　　浸潤性瀉藥藉著介面活化劑的功效，降低糞便的表面張力，讓水分進入糞便中加以軟化。

　　刺激性瀉藥分成刺激大腸和刺激小腸兩種，例如蓖麻子油可以直接刺激小腸黏膜，促進排便，但是近來越來越少人使用。

　　目前主流的藥劑是大腸刺激性瀉藥，包含蒽醌衍生物（anthraquinone derivative）和聯苯酚衍生物（diphenol derivative）。山扁豆、蘆薈、大黃等藥材含有蒽醌衍生物，可以刺激大腸黏膜。匹可硫酸鹽（picosulfate）和秘沙靜（bisacodyl）則是聯苯酚衍生物。

　　刺激性瀉藥不僅可以活化大腸蠕動，還可以妨礙水分與礦物質的吸收，讓糞便膨脹，幫助排便。

【機械性瀉藥】

- 膨脹性瀉藥——寒天、羧甲基纖維素鈉（CMC, sodium carboxymethyl cellulose）。
- 鹽類瀉藥——氧化鎂、硫酸鎂、硫酸鈉混合物。
- 糖類瀉藥——乳果糖（lactulose）。
- 浸潤性瀉藥——二辛基硫化琥珀酸鈉（dioctyl sodium sulfosuccinate）。

【小腸刺激性瀉藥】

　　蓖麻子油

【大腸刺激性瀉藥】

- 蒽醌衍生物——山扁豆、蘆薈、大黃。
- 聯苯酚衍生物——匹可硫酸鹽（picosulfate）、秘沙靜（bisacodyl）。

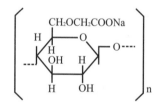

$$CH_2COOCH_2CH(CH_2)_3CH_3$$
$$C_2H_5$$
$$CHCOOCH_2CH(CH_2)_3CH_3$$
$$SO_3Na \quad C_2H_5$$

二辛基硫化琥珀酸鈉

羧甲基纖維素鈉

乳果糖

第 7 章

癌症用藥

烷基抗癌藥／代謝抑制劑／微小管抑制劑／拓樸異構酶抑制劑／
激素類抗癌藥
的用藥與機轉

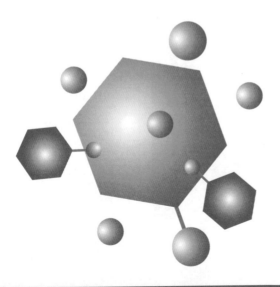

7-1 癌症是什麼疾病

　　癌症從1981年開始，就穩坐日本死因寶座。日本每年因癌症死亡的人口多達三十萬，等於每3人就有1人死於癌症。原本日本人多死於結核與肺炎，但是二次大戰之後營養與衛生明顯改善，藥物也更加發達，所以傳染病的死亡人口迅速降低。而台灣至2010年止，癌症已蟬聯28年十大死因之首。

　　十大死因中，腦中風有後來居上的趨勢，但由於動脈硬化與高血壓用藥普遍，加上飲食生活改善，腦中風便減少了。相較之下，癌症病患與癌症死者每年卻都在增加。

圖1 正常細胞、異常細胞、癌症的比較

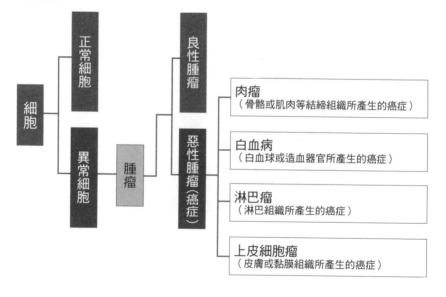

細胞 — 正常細胞 — 良性腫瘤

異常細胞 — 腫瘤 — 惡性腫瘤（癌症）

肉瘤（骨骼或肌肉等結締組織所產生的癌症）

白血病（白血球或造血器官所產生的癌症）

淋巴瘤（淋巴組織所產生的癌症）

上皮細胞瘤（皮膚或黏膜組織所產生的癌症）

癌症的英文是cancer，也有螃蟹的意思，因為癌細胞會無限繁殖擴散，有如螃蟹橫行霸道一般。

細胞有正常與異常兩種。正常細胞構成心臟、肺臟、皮膚、腎臟等器官和組織，維持我們的生命活動；異常細胞，尤其是腫瘤，則會在各種器官中繁殖擴張，成為腫瘤。腫瘤又分成良性和惡性兩種。

良性腫瘤是不斷繁殖肥大的腫瘤細胞，但是不會轉移到其他器官去，例如疣或子宮肌瘤，良性腫瘤可以輕易由手術切除，所以不需擔心。

相較之下，惡性腫瘤就是所謂的「癌症」。癌細胞不會只在單一組織中繁殖，還會隨著血流移動到其他器官，這種現象稱為「轉移」，轉移是癌症的特徵之一。

癌症只是統稱，其中又分成肉瘤、白血病、淋巴瘤、上皮組織瘤等種類。肉瘤出現在骨骼或肌肉等結締組織，白血病發生於白血球或造血器官。

圖2 日本的癌症死亡人數年度變化

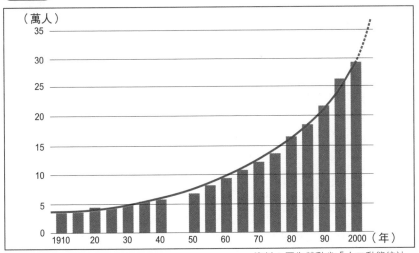

資料：厚生勞動省「人口動態統計」

7-2
癌症的發病原因

　　人體大約由六十兆個細胞組合而成，每個細胞都需要依賴血液運送營養和氧氣來生存。細胞使用氧氣來分解營養，獲得能量，或是轉換為製造新細胞的原料。每個細胞都有壽命，當細胞分裂（繁殖）一定次數之後，就會死亡。

　　細胞在死亡之前會留下自己的複製品，傳宗接代，細胞成長、繁殖、死亡的過程，都受到基因的嚴密控管。

　　我們用汽車行駛來比喻基因如何控制細胞。促進細胞成長繁殖的基因是油門，抑制細胞成長繁殖的基因是煞車。細胞依據基因上既定的食譜，製造自己所需要的蛋白質來生存，但是這些重要的基因會不斷受到外界的有害物質或放射線攻擊，不時會受損毀壞。

　　最恐怖的結果，就是煞車與油門同時故障的細胞，因為這種細胞沒辦法踩煞車，而油門卻踩著不放，所以這部車會瘋狂地失去控制，無法停止。

　　煞車與油門都故障的細胞會開始暴衝，不斷成長與繁殖，即使到了該死亡的時間，仍然繼續分裂生長，這種不死細胞便稱為癌細胞。

抗癌藥的功能與機轉

　　癌症化學療法是藥理學的主要領域之一。由於抗癌藥發達，高死亡率的淋巴性白血病、睪丸癌、霍奇金氏症，生存率已經明顯提升，但另一方面，目前也出現了許多抗癌藥無法治療的癌症。

　　由於大多抗癌藥的毒性都比其他藥物更強，所以使用抗癌藥時，必須更加小心權衡得失，選擇適當用藥。

圖 3 抗癌藥與作用位置

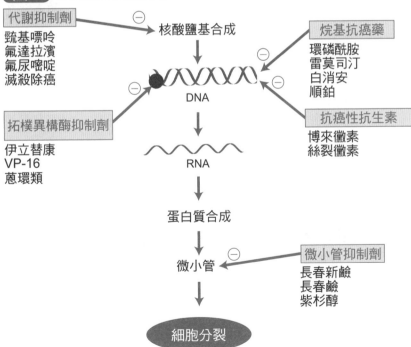

代謝抑制劑
巰基嘌呤
氟達拉濱
氟尿嘧啶
滅殺除癌

烷基抗癌藥
環磷酰胺
雷莫司汀
白消安
順鉑

拓樸異構酶抑制劑
伊立替康
VP-16
蒽環類

抗癌性抗生素
博來黴素
絲裂黴素

核酸鹽基合成

DNA

RNA

蛋白質合成

微小管

微小管抑制劑
長春新鹼
長春鹼
紫杉醇

細胞分裂

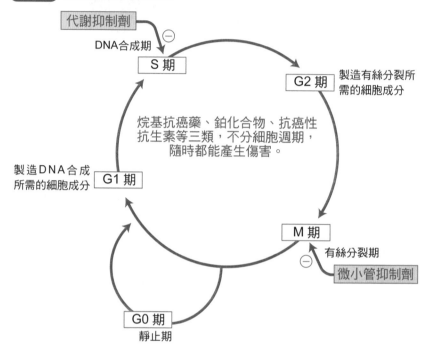

圖4 細胞週期與抗癌藥

代謝抑制劑

DNA合成期

S 期

G2 期　製造有絲分裂所需的細胞成分

烷基抗癌藥、鉑化合物、抗癌性抗生素等三類，不分細胞週期，隨時都能產生傷害。

製造DNA合成所需的細胞成分　G1 期

M 期

有絲分裂期

微小管抑制劑

G0 期

靜止期

　　目前的抗癌藥，無論碰到癌細胞或是正常細胞，只要是分裂頻繁的細胞，都會造成嚴重傷害，連正常細胞也難逃攻擊，所以不僅無法避免副作用，強度也很驚人。

　　以往所使用的抗癌藥，依據其功能可以分為以下五種：

　・烷基抗癌藥

　・代謝抑制劑

　・微小管抑制劑

　・拓樸異構酶抑制劑

　・激素細抗癌藥

抗癌藥的功能與細胞週期有著密切關聯。

細胞的繁殖分成四個時期，正如一年的春夏秋冬。

當細胞要繁殖的時候，DNA（deoxyribonucleic acid）合成無疑是非常重要的一環。合成DNA，使細胞變大的成長期，稱為S期（DNA Synthesis）。細胞成長之後開始分裂，此時稱為M期（有絲分裂Mitosis）。S期與M期之間夾著兩個G期，G1期在製造DNA合成所需的細胞成分，G2期則是DNA合成結束，開始製造有絲分裂（細胞分裂）所需的細胞成份。

有些抗癌藥會在癌細胞經歷特定周期的時候造成損傷，有些抗癌藥則無視週期，隨時都能造成損傷。譬如烷基抗癌藥，不論細胞處於什麼週期，隨時都進行轟炸。代謝抑制劑在DNA合成最旺盛的S期進行攻擊，微小管抑制劑在進行有絲分裂的M期發動攻擊。

◎烷基抗癌藥

烷基抗癌藥是將某種物質與甲基或乙基等碳氫單元（烷基）結合，產生可以阻止DNA複製，使細胞死亡的藥物。這種藥物分成氮芥子（nitrogen mustard）類、硝基尿素（nitrosourea）類、磺酸酯（sulfonic acid ester）類，每一種都無視細胞週期，進行全面攻擊。

人體攝取烷基抗癌藥之後，有些會被某種酵素代謝活化，有些不需要酵素代謝活化，但都會分成帶正電的烷基陽離子（alkyl cation）和帶負電的陰離子。

烷基陽離子的化學反應活性極高，只要碰到DNA就會瞬間結合。其中最容易結合的部分，就是DNA所含有的鳥嘌呤鹽基N7位置。當烷基陽離子結合到N7位置之後，又會結合到另一個鳥嘌呤鹽基N7位置。

一個烷基陽離子可以捕捉兩個鳥嘌呤，稱為DNA交互連結

圖 5 烷基抗癌藥會與 DNA 發生化學反應，妨礙其複製

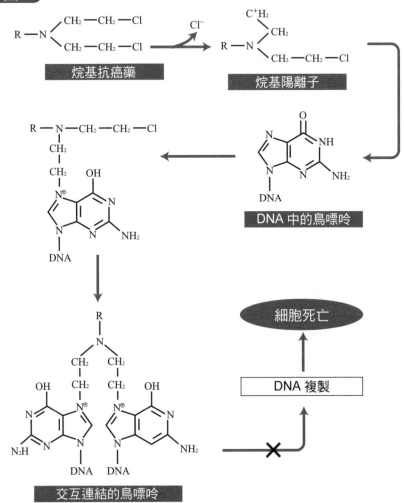

（cross-link）。一旦發生交互連結，兩條DNA就無法分離，也就無法複製；DNA無法複製，細胞就會死亡。

有時候交互連結會在DNA中混入異常的鹽基對，這就是突變的開始。大多數的突變都對細胞有害，會造成細胞死亡。

圖 **6** 主要的烷基抗癌藥與其分子構造

氮芥子類 環磷酰胺 （cyclophosphamide）	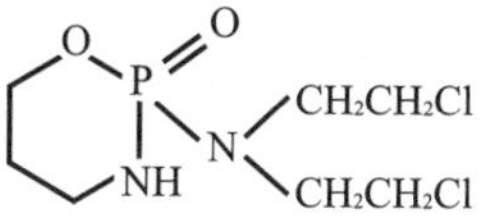
硝基尿素類 雷莫司汀（ranimustine）	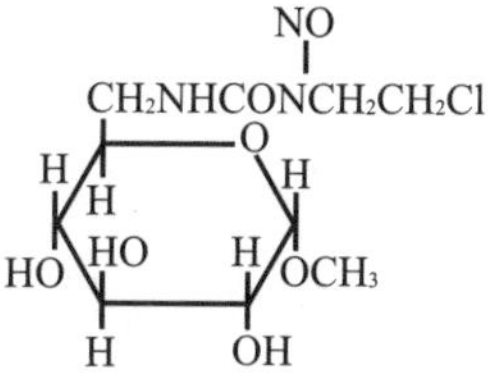
磺酸酯類 白消安（busulfan）	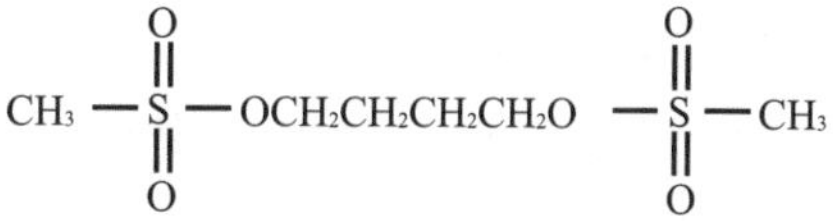
鉑化合物 順鉑（cisplatin）	

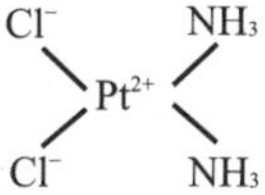

7

癌症用藥

①氮芥子類

第一次世界大戰中曾經使用過芥子毒氣，後來把它的毒性減弱，轉變為氮芥子類抗癌藥，代表性藥物有環磷酰胺（cyclophosphamide）、異環磷酰胺（ifosfamide）、美法侖（melphalan）。

環磷酰胺跟其他烷基抗癌藥相比，優點在於能夠選擇性地對癌細胞造成毒性。環磷酰胺會被正常細胞內的酵素代謝分解，變成無毒物質，但是在癌細胞內會被酵素之外的物質代謝，形成非常容易與DNA起反應的毒物丙烯醛（acrolein），因此，環磷酰胺是對癌細胞產生選擇性毒性的烷基抗癌藥。

②硝基尿素類和磺酸酯類

硝基尿素類的雷莫司汀（ranimustine）和尼莫司汀（nimustine）具有高脂溶性，容易通過血腦障壁，所以能用來治療惡性腦腫瘤。

白消安（busulfan）是磺酸酯類的代表，用來治療慢性骨髓性白血病。

③鉑化合物

鉑化合物的代表有順鉑（cisplatin）和卡鉑（carboplatin），人體攝取鉑化合物之後會產生鉑陽離子，它也會跟DNA的鳥嘌呤鹽基N7結合，再跟另一個鳥嘌呤鹽基N7結合，形成交互連結，產生無法分離的DNA雙鏈。

形成雙鏈的DNA無法複製，所以細胞會死亡，就這點來看，鉑化合物的功效與氮芥子類相同。鉑化合物用途廣泛，可用來治療卵巢癌、睪丸癌、肺癌、膀胱癌等等。

④抗癌性抗生素

很早以前人們就知道微生物製劑（抗生素）中，有些具有抗癌功能，最早確認抗癌功效的抗生素是放線菌素D（actinomycin D），接下來是蒽環（anthracycline）類。絲裂黴素（mitomycin）和博來黴素（bleomycin）是日本發現的抗癌性抗生素，它們可以將DNA烷基化，發揮抗癌效果。

絲裂黴素無論細胞處於哪個週期，都可以將DNA交互連結，妨礙DNA複製。博來黴素跟鐵形成複合物之後會放出名為超級氧化物的活性氧，切斷DNA鏈。

蒽環類的代表藥物有杜薩魯比辛（doxorubicin）、唐黴素（daunorubicin）、泛達黴素（idarubicin），它們不會將DNA烷基化，而是藉由抑制拓樸異構酶II（topoisomerase II）的酵素功能來發揮藥效。

圖 7　妨礙 DNA 合成的抗癌藥

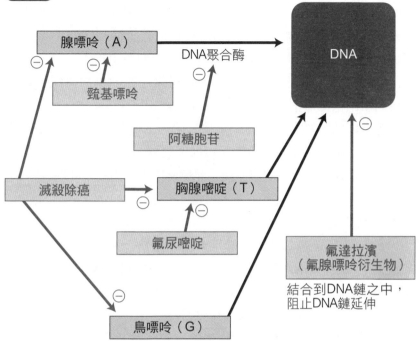

◎代謝抑制劑

　　細胞分裂少不了DNA合成。代謝抑制劑就是妨礙這個步驟來發揮抗癌效果。代謝抑制劑主要在細胞的S期發揮功能。可以參考第四圖，大致了解各種抗癌藥對DNA合成的哪個步驟產生效用。

　　代謝抑制劑的結構，類似於DNA中的鹽基成分腺嘌呤、鳥嘌呤、胞嘧啶（cytosine）、胸腺嘧啶（thymine），以及製造鹽基成份所需的葉酸。所以這種藥物會替換原本的物質，阻止DNA合成的酵素活動。

　　類似腺嘌呤的藥物是巰基嘌呤（mercaptopurine）、氟達拉濱（fludarabine）。巰基嘌呤會妨礙腺嘌呤合成。氟達拉濱會代替腺嘌呤跟DNA鏈結合，阻止DNA鏈延長。

類似胸腺嘧啶的藥物是氟尿嘧啶（fluorouracil）（5-FU），類似胞嘧啶的藥物是阿糖胞苷（cytarabine）。氟尿嘧啶可以妨礙胸腺嘧啶合成酵素的功能，造成胸腺嘧啶缺乏，抑制DNA合成。阿糖胞苷會抑制DNA聚合酶的功能，阻止DNA鏈延伸。

巰基嘌呤、氟達拉濱、阿糖胞苷經常用來治療白血病，氟尿嘧啶則常用來治療消化道癌症和乳癌等等。

想合成腺嘌呤、鳥嘌呤、胸腺嘧啶，必須有維生素B群中的葉酸，滅殺除癌（methotrexate）可以妨礙葉酸功能，阻止這些鹽基合成。滅殺除癌被用來治療白血病、惡性淋巴瘤、肉瘤、乳癌等等。

◎微小管抑制劑

當細胞分裂時，DNA的數目會變成兩倍，並平均分配到兩個新細胞中。由於DNA上的微小管往左右分開，DNA才能平均分配到兩個細胞內，此時的微小管稱為紡錘體。細胞分裂一定會形成紡錘體，而微小管則是形成紡錘體的關鍵。

某些植物的生物鹼可以破壞微小管，妨礙細胞分裂，達到抗癌效果。代表性藥物有長春花所提煉的長春花生物鹼（vinca alkaloide），包括長春新鹼（vincristine）和長春鹼（vinblastine），它們會跟微小管的主要成份微管蛋白（tubulin）結合。

結合後，有絲分裂所需的微小管會遭到破壞，細胞分裂就會中途停止，最後產生計畫性細胞死亡。

長春花生物鹼的英文名稱是由長春花的拉丁學名 Vinca rosea 而來。

另一方面，從紫杉樹皮所提煉出來的紫杉醇（paclitaxel）和多西紫杉醇（docetaxel），會從其他位置與微管蛋白結合，阻止細胞分裂，但不會引發計畫性細胞死亡。

除了不斷分裂的細胞之外，神經細胞中也含有微小管，所以

圖 8 代表性的抗癌藥分子構造

代謝抑制劑
巰基嘌呤（mercaptopurine）

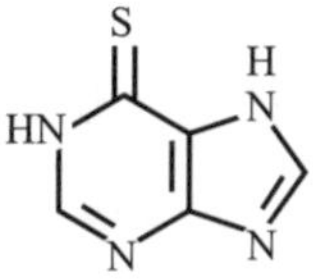

微小管抑制劑
硫酸長春新鹼
（vincristine sulphate）

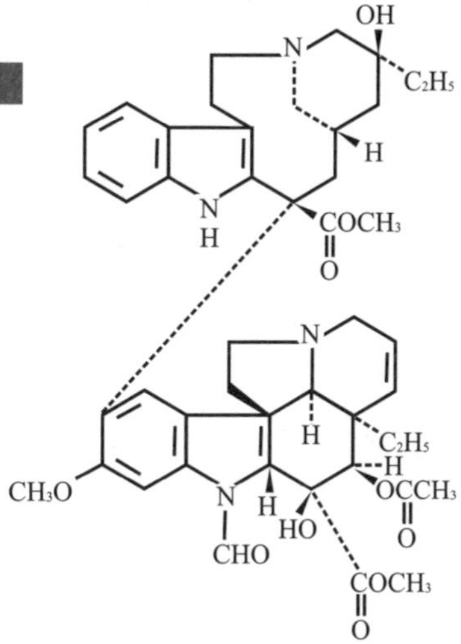

拓樸異構酶抑制劑
杜薩魯比辛（doxorubicin）

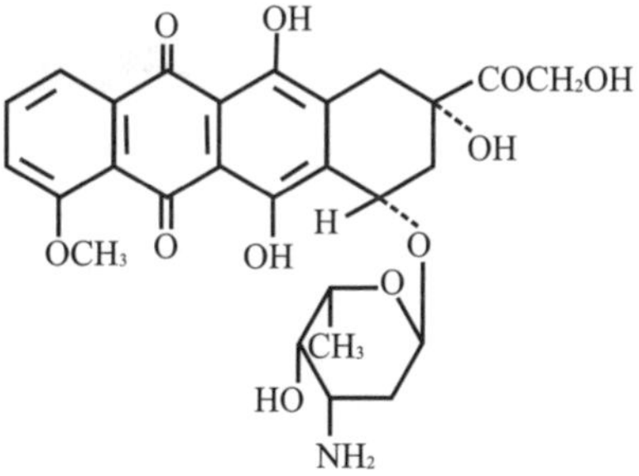

這些藥物具有強烈神經毒性。

◎拓樸異構酶抑制劑

　　DNA有著自然形成的雙螺旋構造，當這個構造反覆扭轉鬆

7

癌症用藥

開，雙螺旋會變得更加糾結，成為所謂的超螺旋構造。

　　DNA要複製或轉錄的時候，必須暫時解除螺旋狀態，所以DNA會暫時斷裂，等到複製轉錄結束之後再重新連結復原。DNA鏈的斷裂與重新結合，對細胞來說是攸關生死的大事，擔負這項重責大任的就是拓樸異構酶。這種酶素分成切斷雙鏈其中之一的拓樸異構酶I，和同時切斷雙鏈的拓樸異構酶II。

　　如果用藥物抑制其中一種拓樸異構酶的功能，就會引發計畫性細胞死亡，使細胞死亡。拓樸異構酶抑制劑屬於平面構造，所以能進入DNA鹼基對之間，於是就能妨礙DNA複製。

　　原產自中國的喜樹可以提煉出一種生物鹼，再進一步製成喜樹鹼（irinotecan，伊立替康），這種藥物可以抑制拓樸異構酶II，妨礙DNA合成。伊立替康可以用來治療肺癌、子宮頸癌、卵巢癌、乳癌、大腸癌。

　　另一方面，杜薩魯比辛（doxorubicin）、唐黴素（daunorubicin）、泛達黴素（idarubicin）等蒽環類抗生素與VP-16（etoposide），可以妨礙拓樸異構酶II的功能。VP-16可以用來治療惡性淋巴瘤、白血病、肺癌。

伊立替康

◎激素類抗癌藥

　　激素類抗癌藥的治療方式，不是以激烈轟炸殺死癌細胞，而是比較溫和地抑制癌細胞生長。

　　治療白血病與惡性淋巴瘤，可以使用一種糖皮質醇，稱為培

尼皮質醇（prednisolone）。有些癌細胞會受到激素的影響而繁殖。例如乳癌會因為女性激素而生長，前列腺癌會因為男性激素而生長，使用激素抑制劑便可有效治療這些癌症。

　　譬如使用男性激素睪固酮（testosterone），或是能與雌激素受體結合來降低其功能的抗雌激素（tamoxifen），都可以治療乳癌。

　　另一方面，治療前列腺癌可以使用氟他胺（flutamide）、雌激素製劑、黃體素製劑與雄性激素受體結合，妨礙其功能。雄性激素是睪固酮、雄固酮（epiandrosterone）等男性激素的統稱。

抗雌激素

常用藥物

【烷基抗癌藥】

・氮芥子類——環磷酰胺（cyclophosphamide）、異環磷酰胺（ifosfamide）、美法侖（melphalan）、沙奧特帕（thiotepa）。

・硝基尿素類——雷莫司汀（ranimustine）、尼莫司汀（nimustine）。

・磺酸酯類——白消安（busulfan）。

・鉑化合物——順鉑（cisplatin）、卡鉑（carboplatin）、草酸鉑（oxaliplatin）、奈達鉑（nedaplatin）。

・抗癌性抗生素——放線菌素D（actinomycin D）、絲裂黴素（mitomycin）、博來黴素（bleomycin）。

【代謝抑制劑】

　　巰基嘌呤（mercaptopurine）、氟達拉濱、氟尿嘧啶（5-FU、

FU）、阿糖胞苷（cytarabine）、滅殺除癌（methotrexate）。

【微小管抑制劑】

長春新鹼（vincristine）、長春鹼（vinblastine）、紫杉醇（paclitaxel）和多西紫杉醇（docetaxel）。

【拓樸異構酶抑制劑】

伊立替康（irinotecan）、拓撲替康（topotecan）、VP-16（etoposide）、杜薩魯比辛（doxorubicin）、唐黴素（daunorubicin）、泛達黴素（idarubicin）。

【激素類抗癌藥】

培尼皮質醇（prednisolone）、甲基睪固酮（metyltestosterone）、抗雌激素（tamoxifen）、氟他胺（flutamide）、雌莫司汀（estramustine）、每保隆（medroxyprogesterone）。

第 8 章

感染症用藥

食物中毒／結核／痢疾等細菌感染／流行性感冒／C型肝炎／
愛滋病等病毒感染的
用藥與機轉

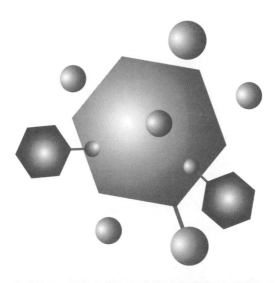

8-1

細菌感染用藥

◎細菌感染是什麼疾病

病原體是一群肉眼看不見的小東西，它們會突然攻擊人體，讓我們生病，甚至死亡，這些病原體包括細菌、黴菌、病毒等。

引發霍亂、痢疾、食物中毒等感染的真兇是細菌，細菌是一種細胞，直徑約1μm（1/1000 mm），裡面含有基因DNA、製造蛋白質的核糖體（ribosome）等，所以細菌只要有營養就能獨力生存。而且細菌的細胞膜外側，大多具有強韌的細胞壁。

人體一旦受到細菌感染，就會產生發燒、流鼻水、打噴嚏、腹瀉、中耳炎、腹痛、肺炎、膀胱炎等不適症狀。到底細菌是如何讓人類生病的？

首先細菌入侵人體後，會先繁殖，建立一個殖民地，繁殖出來的細菌開始攻擊人體細胞，人體細胞就會死亡。某些細菌還會用蛋白質製造毒素，間接攻擊人體細胞。

這些細菌毒素的代表，就是金黃色葡萄球菌所產生的中毒性休克症候群毒素、病原性大腸菌產生的維羅毒素（verotoxin）、痢疾菌產生的志賀毒素（Shiga toxin）等等。

某些細菌會從人體組織表面開始侵蝕，一直攻擊到組織深處，造成組織嚴重受損。如果損傷太嚴重，器官就無法正常運作，造成疾病。

極端嚴重的情況下，病患甚至會死亡。會造成嚴重傷害的病菌有：病原性大腸菌O-157、重症溶血性鏈球菌、金黃色葡萄球菌等。

圖1 細菌造成人體發病的過程

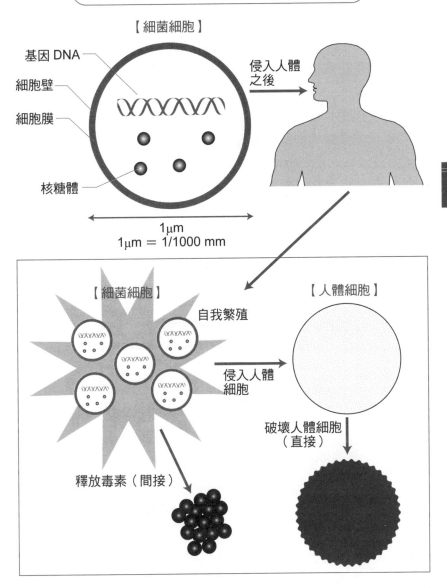

細菌＝單細胞的獨立生物
病毒＝只有蛋白質包覆基因的物質

【細菌細胞】

基因 DNA

細胞壁

細胞膜

核糖體

侵入人體
之後

1μm
1μm ＝ 1/1000 mm

8

感染症用藥

【細菌細胞】

自我繁殖

【人體細胞】

侵入人體
細胞

破壞人體細胞
（直接）

釋放毒素（間接）

◎劃時代的構想「選擇性毒性」

想要戰勝細菌感染，恢復健康，其實只要人體自備的免疫系統能打倒細菌即可。而當人體受到細菌攻擊，從外界來輔助免疫系統的藥物就是「抗生素」，又稱為「抗生物質」。

以往抗生素的定義是「微生物所製造的物質，可以妨礙其他微生物的生長繁殖」。但是近來研究，不僅微生物製造的抗生素，即使是化學合成的物質，只要能抑制微生物生長繁殖，都可稱為抗生素。

抗生素是抑制細菌感染的特效藥，抗生素的構想來源，是1870年代德國醫學家保羅・艾利（Paul Ehrlich）所提出的「選擇性毒性」（selective toxicity）想法。

當時他一邊在醫院看診，一邊做研究準備博士論文。他用漂亮的色素顏色，將人體與動物的組織，以及微生物的細胞組織，都加以染色分類後觀察。

圖 2 病原體與免疫系統的戰鬥

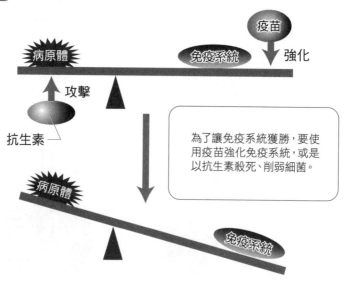

為了讓免疫系統獲勝，要使用疫苗強化免疫系統，或是以抗生素殺死、削弱細菌。

圖 3 肺凡鈉明的分子構造

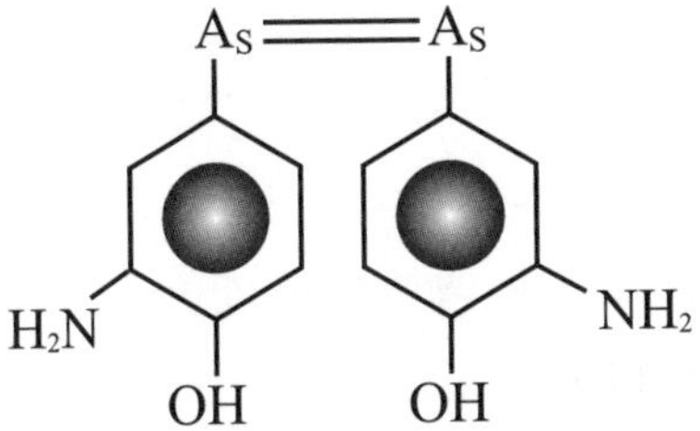

$$A_S \!\!=\!\! A_S$$

H_2N 　　　　　NH_2

OH　　OH

肺凡鈉明是第一種實現化學療法的藥物，用來治療梅毒

化學療法藥劑	病原體帶有毒性，化學療法藥劑對人體細胞則不具毒性，是有選擇毒性的物質。抗生素也可以稱為化學療法藥劑。

　　不同細胞能夠經由不同染料而染色，這是一個很重要的提示。他因此有了一個劃時代的構想，那就是創造一種藥物，只會選擇性殺死細菌，而不會傷害人體細胞。

　　也就是說，他認為可以創造出一種完全不會傷害人體細胞，只會針對病原體進行攻擊的「特殊物質」，這就是「選擇毒性」，而這種「特殊物質」也就是擊敗感染的特效藥。

　　這種藥又稱為「神奇子彈」。在敵我廝殺的戰場上，「選擇毒性」代表不會犧牲我方兵力，只會殲滅敵方勢力。艾利為了證明自己的想法，開始有系統地合成染料，1904年，他所製造的錐蟲紅（trypan red），殺死了引發非洲嗜睡症的錐蟲（trypanosoma）。

　　1909年，他和日本人秦佐八郎一起做出了606號色素，成功殺死了造成梅毒的梅毒螺旋體，並把這種色素命名為肺凡鈉明（salvarsan）。

◎意外中發現的盤尼西林

　　「抗生素之王」盤尼西林，是在英國倫敦聖瑪莉醫院工作的

8

感染症用藥

亞歷山大‧佛來明（Alexander Fleming）博士於1928年發現的。

　　當時他用培養皿培養金黃色葡萄球菌，由於製造無菌狀態的殺菌作業不夠確實，結果不小心混入了青黴菌。最基礎的失誤竟然把實驗給搞砸了，他一肚子氣，正想把培養皿扔進垃圾桶，但是突然停下手來，開始觀察青黴菌的周圍，發現青黴菌周圍沒有金黃色葡萄球菌生長的跡象。

　　他小心地將培養皿拿在手上，發現在距離青黴菌有一段距離的地方，形成一圈葡萄球菌無法生長的地帶。可見，青黴菌並不是直接殺死細菌，而是釋放了某種成分來殺死細菌。由於產生這種成分的青黴菌叫做盤尼西林菌（Penicillium），所以他把該物質命名為「盤尼西林」，第一號抗生素就此誕生。但是當時的技術不夠發達，無法萃取化學性質不穩定的純盤尼西林，所以也無法運用在醫療方面。

　　過了十二年，時機終於來臨。1940年，英國牛津大學化學家霍華‧弗洛里（Howard Walter Florey）博士與錢恩（Ernst Chain）博士，成功地從青黴菌培養液中取得大量盤尼西林。盤尼西林的功效如何？他們對幾位感染病患使用盤尼西林之後，全都恢復健康了；被人類發現之後又沉睡了十多年的盤尼西林，終於展現它驚人的療效，重見天日，這是盤尼西林的再發現。

◎接連發現的抗生素

　　在1940年代之前，肺炎與肺結核被認定為不治之症，但是有了盤尼西林，終於成功擊敗肺炎菌，但是很可惜，盤尼西林無法擊退結核菌。大眾熱切期望能夠找到對抗結核菌的抗生素。

　　1944年，美國生化學家塞爾曼‧沃克斯曼（Selman Abraham Waksman）不負大眾期望，發現了鏈黴素（streptomycin），鏈黴素不僅可以消滅結核菌，還可以對付痲瘋桿菌和百日咳菌等細

圖 **4** 典型抗生素的分子構造與功能

①妨礙細胞壁合成

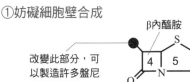

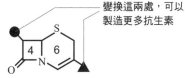

βι内醯胺

變換這兩處，可以製造更多抗生素

改變此部分，可以製造許多盤尼西林衍生物

盤尼西林的基本構造

孢菌素的基本構造
（頭孢菌素cephalosporin和
頭黴素cephamycin）

②妨礙細菌合成蛋白質

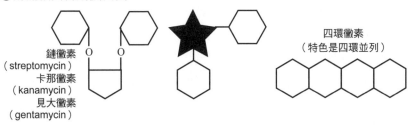

鏈黴素
（streptomycin）
卡那黴素
（kanamycin）
見大黴素
（gentamycin）

四環黴素
（特色是四環並列）

③妨礙細菌的核酸功能

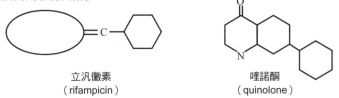

立汎黴素
（rifampicin）

喹諾酮
（quinolone）

④妨礙葉酸合成

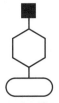

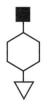

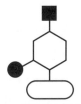

雙胺基安息酸
（para-aminobenzoic acid
所有細菌都需要的物質）

磺胺
（磺胺劑之一）

雙胺基水楊酸
（para-aminosalicylic
acid, PAS）

8

感染症用藥

菌，於是鏈黴素便成為不敗王者。

日本在1935到1950年之間，結核病一直穩坐死因之首，但是二次大戰結束之後，醫師處方有了鏈黴素，結核病再也不是不治之症，而是可以治療的一種細菌感染。

繼盤尼西林與鏈黴素之後，科學家又發現了更多抗生素，人類也越來越無懼細菌感染。1947年，抗生素和真菌生理學先驅大衛・戈特利布（David Gottlieb）發現了可以擊退百日咳菌、白喉菌、痢疾菌、傷寒菌、霍亂菌等細菌的抗生素氯黴素（chloramphenicol）。

1948年，首次出現了抗菌範圍更廣的「廣效抗生素」四環黴素（tetracycline），於青春痘、支氣管炎、霍亂、肺炎、傷寒等各種細菌感染處方中都可以看到四環黴素，發揮了相當的療效。

接著1952年發現了紅黴素（erythromycin），1957年發現了康那黴素（kanamycin），這兩種抗生素都能妨礙細菌合成蛋白質。1955年，有人將盤尼西林的五角環變成六角環，而發現了頭孢菌素（cephalosporin）。

頭孢菌素（cephalosporin）和頭黴素（cephamycin）統稱為孢菌素（cephem），優點是能夠抵抗分解盤尼西林的青黴素酶（penicillinase），並且有兩個共價鍵，比起盤尼西林可變換製造更多的同類化合物。如同孢菌素，但盤尼西林中的四邊形「β內醯胺」（β lactam）只有一個共價鍵，在該處進行各種變化也可以製造許多盤尼西林類抗生素。

1962年，人類首次成功合成了喹諾酮類抗生素寧革蘭（nalidixic acid），在此「合成」二字指喹諾酮類並非天然存在的抗生素，而是由化學家人工製造出來的物質。喹諾酮類用來治療尿道感染，效果顯著，後來為了增加對其他感染的療效，又開發了新喹諾酮類抗生素。

圖 5　抗生素依照擊退細菌的方式而分類

抗生素	抑菌劑＝抑制細菌繁殖 氯黴素（chloramphenicol）、四環黴素（tetracycline）、紅黴素（erythromycin）、磺胺（sulfonamide）、林可黴素（lincomycin）
	殺菌劑＝殺死細菌 盤尼西林、頭孢菌素（cephalosporin）、多黏菌素B（polymyxin B）、鏈黴素（streptomycin）、萬古黴素（vancomycin）、喹諾酮（quinolone）、胺基配糖（amino-glycoside）

◎抑菌劑與殺菌劑

根據擊退細菌的方式，可以把抗生素分為兩種，第一種是抑制細菌繁殖的種類。這種抑制細菌繁殖的藥劑稱為抑菌劑，代表性藥物有氯黴素（Chloramphenicol）、四環黴素（tetracycline）、紅黴素（erythromycin）、北里黴素（kitasamycin）、磺胺（sulfonamide）等等。

第二種是殺死細菌的抗生素，稱為殺菌劑。殺菌劑包括盤尼西林、頭孢菌素（cephalosporin）、多黏菌素B（polymyxin B）、鏈黴素（streptomycin）等。

感染了細菌，需服用抗生素來擊退病原體。但是，人體服用了抗生素之後，病原體的數量會產生什麼樣的變化？依照所服用的抗生素種類不同，病原體變化狀況也不同。我們可以假設感染了300個病原體之後，服用抑菌劑與殺菌劑，對病原體數量影響的變化（參考圖6）。

如果不服用抗生素，經過數小時的休止期之後，體內病原體數量會直線上升，然後發病。因此，為了避免發病，在病原體增加之前就要服用抗生素。

抑菌劑雖然可以抑制細菌生長，卻無法殺死細菌。所以服用抑菌劑，細菌雖然不會增加，卻也不會減少，病原體數量會維持

8

感染症用藥

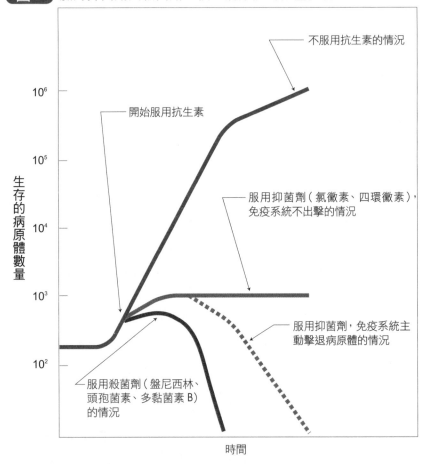

圖 6 服用抑菌劑與殺菌劑之後，病原體的數量變化

不服用抗生素的情況

開始服用抗生素

服用抑菌劑（氯黴素、四環黴素），免疫系統不出擊的情況

生存的病原體數量

服用抑菌劑，免疫系統主動擊退病原體的情況

服用殺菌劑（盤尼西林、頭孢菌素、多黏菌素 B）的情況

10^6

10^5

10^4

10^3

10^2

時間

一定。只要免疫系統在這段時間內打倒病原體，身體就會痊癒。

另一方面，如果服用盤尼西林、頭孢菌素、多黏菌素B、鏈黴素等殺菌劑，由於殺菌劑的毒性比抑菌劑更強，會殺死病原體，所以病原體的數量會慢慢減少。

或許有人會想，既然如此，只用殺菌劑不就好了？但是疾病的發生實際上有很多問題，例如不同病原體使用的抗生素也不

同，而鏈黴素具有強烈副作用，並且需防範出現對抗生素具有抗藥性的抗藥性細菌等等。

所以不能只單純使用殺菌劑，也要一併使用抑菌劑。最好是使用抑菌劑，先抑制病原體繁殖，或使用殺菌劑減少病原體數量之後，再以免疫系統除去病原體，如此一來，就會恢復健康。

如果在免疫系統驅逐病原體之前就停止服用抗生素，會發生什麼事？由於病原體尚未完全滅絕，所以殘留的病原體會繼續繁殖、擴散，再次發病，而且不僅如此，之前使用的抗生素再也無法殺死這些病原體，產生抗藥性。

產生抗藥性表示該抗生素已經無效，必須使用新的抗生素。但是用了新的抗生素之後，如果沒有持續攻擊到殲滅病菌為止，又會失去效用。如果維持這種惡性循環，使用新抗生素→中途停止服用→產生抗藥性菌→使用新抗生素，遲早會出現足以抵抗任何抗生素的超級細菌，一旦被這種超級細菌感染，人類將束手無策。這不是杞人憂天，而是眼前的現實。

所以，我們一旦服用抗生素，就要持續到體內病原體全部死亡為止。老人與病患由於免疫力較差，比較容易形成易感染狀態，因此特別需要費心，因為他們即使用抗生素抑制病原體繁殖，卻可能遲遲等不到免疫系統的支援。因此，使用抗生素必須有充分的知識與萬全的注意。

◎抗生素藥效
無論什麼病原體，都可以使用某種對應的抗生素來抑制或消滅，因此，想要及早治癒細菌感染，就要先了解哪種抗生素適合擊退特定病原體。為此，學者們整理出了病原體種類與有效抗生素的關聯。

病原體可以分為革蘭氏陽性菌（Gram-positive bacteria）、革蘭

圖 **7** 有效治療細菌感染的抗生素

將病原體分為五類，標示每一類適用的抗生素

抗酸菌	革蘭氏陰性菌	革蘭氏陽性菌	披衣菌	立克次氏體
結核菌、痲瘋桿菌、白喉菌	大腸菌、沙門氏菌、淋病菌、痢疾菌、百日咳菌、破傷風菌、霍亂菌	金黃色葡萄球菌、鏈球菌、肺炎球菌		

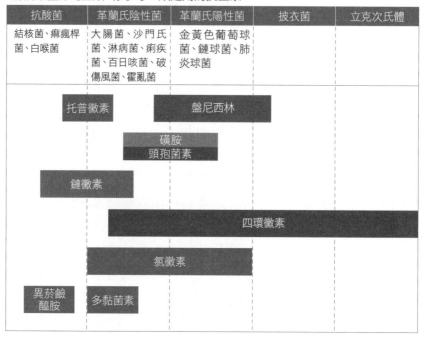

氏陰性菌（gram-negative bacteria）、抗酸菌（mycobacterium）、披衣菌（chlamydia）、立克次氏體（rickettsia）五種。

細菌由細胞壁厚度來分類，大致可以分為革蘭氏陽性菌和革蘭氏陰性菌。細胞壁較厚的是革蘭氏陽性菌，代表的種類有金黃色葡萄球菌、鏈球菌、肺炎球菌、腸球菌等。抗生素對革蘭氏陽性菌比較有效。

細胞壁較薄的則是革蘭氏陰性菌，代表的種類有大腸菌、沙門氏菌、淋病菌、痢疾菌、百日咳菌等。革蘭氏陰性菌比較不怕抗生素。

革蘭氏陽性菌的定義，是先用結晶紫（crystal violet）將細菌

圖 8 代表性抗生素的藥效

廣效抗生素對於大範圍的病原體都有效，窄效抗生素則只對單一病原體或小範圍的病原體有效。

抗生素可作用的細菌	廣效抗生素	窄效抗生素
革蘭氏陽性菌	見大黴素 安比西林	盤尼西林G（*1） 紅黴素
革蘭氏陰性菌	卡那黴素	多黏菌素
葡萄球菌、腸球菌	四環黴素	萬古黴素
鏈球菌，數種革蘭氏陰性菌	四環黴素	鏈黴素
類細菌（*2）	頭孢菌素	林可黴素
酵母菌	氯黴素	制黴菌素

（*1）天然的盤尼西林是F、G、K、X的混合物，考慮抗菌力與毒性，以盤尼西林G的表現最佳，所以臨床上使用的是盤尼西林G。

（*2）類細菌（Bacteroid）屬於革蘭氏陰性菌，是人類口腔、氣管、腸道、泌尿生殖器的常駐細菌之一。鬆脆桿菌（bacteroides fragilis）是腸道感染、婦科感染的常見原因之一。

染色之後，再以酒精清洗，由於細胞壁較厚的細菌不容易褪色，依然維持紫色，就稱為革蘭氏陽性菌。另一方面，因為革蘭氏陰性菌的細胞壁較薄，會被酒精洗掉顏色，恢復透明無色。

　　不同種類的抗生素，抗菌效果範圍也大不相同，譬如盤尼西林G可以殺死肺炎菌，但是完全治不了結核菌；相反地，鏈黴素可以殺死結核菌，卻拿肺炎菌沒轍。每種抗生素都有自己的特效，適合殺死某種特定病原菌，而特定抗生素的藥效就稱為「效能圖譜」（spectrum）。

　　只對一種（或一類）病原體有效的抗生素，例如異菸鹼醯胺（isoniazid）只對結核菌等抗酸菌有效，這種只作用於小範圍病原體的，稱為窄效抗生素；相對地，像氯黴素或四環黴素這種藥效範圍很廣的抗生素，則稱為廣效抗生素。

　　圖8中整理了用來治療病原體感染的代表性廣效抗生素與窄效抗生素。

8

感染症用藥

◎盡量使用窄效抗生素

　　假設現在有兩種抗生素可以擊退某種病原體，應該選用哪一種呢？在解答這個問題之前，不妨先想想，如果使用窄效抗生素，必須考慮哪種抗生素才有效，但是使用廣效抗生素就不用想，治療也更加簡便，綜合以上，所以我們似乎應該隨時使用廣效抗生素，……很可惜，這個想法是錯的，正確答案剛好相反，是盡量不要使用廣效抗生素，而要使用窄效抗生素。

　　廣效抗生素可以抵抗多種病原體，在運用上十分方便，但是同時也會傷害並殺死其他不具病原性的細菌，受害的細菌包括皮膚、腸道的常駐細菌。這些細菌的數量會明顯減少，而引發麻煩的微生物取代現象。

　　譬如陰道常駐菌會抑制念珠菌繁殖，但是由於常駐菌被消滅，念珠菌就會引發搔癢難耐的念珠菌陰道炎。使用廣效抗生素容易發生微生物取代，所以只有在找不到可使用的窄效抗生素的時候，才可以使用廣效抗生素。

◎抗生素的功能與機轉

　　細菌細胞跟人體細胞的構造和性質都不同，抗生素便是藉由這點來發揮藥效。依照慣例，有數百種抗生素用在臨床治療上，但是可依功用大略分為數種，本書中分為以下四種：

- ・妨礙細胞壁合成。
- ・妨礙細菌蛋白質合成。
- ・妨礙細菌核酸功能。
- ・妨礙葉酸合成。

　　抗生素藉由上述方式發揮選擇毒性，對人體細胞幾乎無害，又能重創病原體。接著，我們來看看抗生素發揮選擇毒性的秘密。

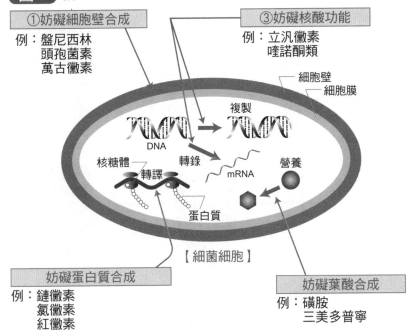

圖 9 抗生素的機轉

①妨礙細胞壁合成

例：盤尼西林
　　頭孢菌素
　　萬古黴素

③妨礙核酸功能

例：立汎黴素
　　喹諾酮類

細胞壁
細胞膜

複製

DNA

轉錄

核糖體　轉譯

mRNA

蛋白質

營養

【細菌細胞】

妨礙蛋白質合成

例：鏈黴素
　　氯黴素
　　紅黴素

妨礙葉酸合成

例：磺胺
　　三美多普寧

◎妨礙細胞壁合成

　　盤尼西林與頭孢菌素的分子構造中，由於有一個特別的β內醯胺四邊形，具有殺菌功效，所以稱為β內醯胺類抗生素。細菌細胞有著保護細胞的「細胞壁」，但是人體細胞卻沒有，β內醯胺類抗生素是藉由妨礙細胞壁合成，來殺死細菌。

　　細菌細胞壁是由胜糖（peptidoglycan）鏈，與盤尼西林結合蛋白（PBP）一同編織連結而成的堅固胜糖層，成為保護層。

　　簡單來說，細菌要製造細胞壁，就一定要有盤尼西林結合蛋白（PBP）這種酵素來幫忙，而β內醯胺可以抑制PBP的功能，使細胞無法產生堅固的細胞壁，進而死亡。

　　細菌之所以需要細胞壁才能生存，是因為細菌細胞的內滲透

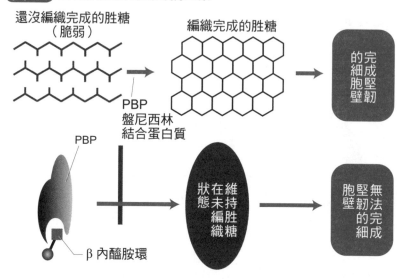

圖 10 妨礙細胞壁合成的抗生素

還沒編織完成的胜糖
（脆弱）

編織完成的胜糖

完成的堅韌細胞壁

PBP
盤尼西林
結合蛋白質

PBP

β 內醯胺環

維持在未編織胜糖狀態

無法完成堅韌的細胞壁

壓很高，譬如大腸菌、沙門氏菌、霍亂菌等革蘭氏陰性菌細胞內滲透壓就有8個大氣壓，金黃色葡萄球菌、鏈球菌、肺炎球菌等革蘭氏陽性菌更高，甚至高達20大氣壓。

如果沒有堅韌的細胞壁，革蘭氏陽性菌就會因為極高的內壓，像氣球一樣膨脹爆炸而死亡。像這種細胞毀壞死亡的現象稱為溶菌（bacteriolysis）。

妨礙細胞壁合成的抗生素有盤尼西林與頭孢菌素，這兩種抗生素對革蘭氏陽性菌能發揮優越效果。但由於革蘭氏陰性菌的內壓比革蘭氏陽性菌低，所以盤尼西林與頭孢菌素對革蘭氏陰性菌的效果就比較不顯著。

◎妨礙細菌蛋白質合成

妨礙細菌合成蛋白質的抗生素，包含氯黴素、四環黴素類、胺基配醣體類等，種類繁多。

圖 11 妨礙細菌蛋白質合成的抗生素

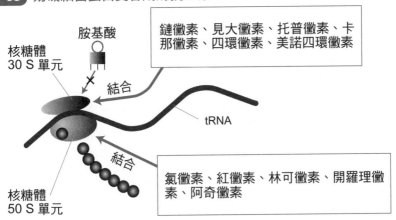

鏈黴素、見大黴素、托普黴素、卡那黴素、四環黴素、美諾四環黴素

胺基酸

核糖體
30 S 單元

結合

tRNA

結合

氯黴素、紅黴素、林可黴素、開羅理黴素、阿奇黴素

核糖體
50 S 單元

　　細胞要繁殖，一定要先生產製造細胞的原料，也就是蛋白質。首先tRNA（轉運RNA）會根據mRNA（信使RNA）的鹽基排列，將指定的胺基酸搬運到核糖體，也就是製造蛋白質的工廠。接著，被搬運到核糖體中的胺基酸會連接成蛋白質。

　　由於人類的核糖體比細菌的稍大，鏈黴素、四環黴素、氯黴素、紅黴素等抗生素就是利用這點差異，跳過人類的核糖體，專挑細菌的核糖體進行結合來妨礙其功能。

　　說得明白些，細菌的核糖體由接受胺基酸的小次單元（30 S單元）與連接胺基酸的大次單元（50 S單元）所組成。S指的是沉降係數，代表將核糖體溶於水溶液進行離心分離時，產生的粒子大小單位，數字越大，表示粒子越大。

　　鏈黴素、卡那黴素、四環黴素會跟小次單元結合，氯黴素和紅黴素會跟大次單元結合。

　　當抗生素與小次單元結合，小次單元受到阻礙，核糖體就不能與胺基酸連結。

　　而且，當抗生素與大次單元結合，就無法將胺基酸結合形成

蛋白質。

　　妨礙蛋白質合成的抗生素大多用來做為抑菌劑，不過氯黴素、見大黴素、托普黴素等胺基配醣體類則是做為殺菌劑。

◎妨礙細菌核酸功能

　　妨礙細菌核酸功能的抗生素代表，就是具有殺菌功能的喹諾酮類。由於細菌要成長，必須製造大量的DNA和mRNA，細菌的DNA聚合酶負責複製DNA，DNA解鍵酶則負責製造DNA的超螺旋構造。DNA解鍵酶就是細菌的拓樸異構酶II。

　　由DNA製造出mRNA的轉錄過程，需要RNA聚合酶。雖然人體也有這些酵素，但是性質與細菌的酵素不同。

　　立汎黴素和喹諾酮類可以辨識人體與細菌酵素的差別，也就是說，立汎黴素會與細菌的RNA聚合酶結合，妨礙DNA轉錄到mRNA的動作，來殺死細菌。

　　細菌細胞內的DNA，藉由DNA解鍵酶來形成麻花狀的超螺旋

圖 12　妨礙細菌核酸的功能

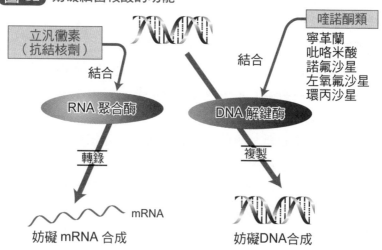

構造。寧革蘭（nalidixic acid）、吡咯米酸（piromidic acid）、諾氟沙星（norfloxacin）等喹諾酮類藥物，可以跟DNA解鍵酶結合，妨礙酵素功能，於是DNA的超螺旋結構會受到破壞，造成細菌死亡。

　　喹諾酮類之所以能發揮優越的選擇毒性，是因為它不會抑制人類的拓樸異構酶II。

◎妨礙葉酸合成

　　妨礙葉酸合成的代表性抗生素，就是磺胺製劑（磺胺類）與三美多普寧（trimethoprim）。

　　合成DNA或蛋白質，少不了維生素B群之一的葉酸，所以，只要抑制葉酸合成，就能抑制細菌繁殖。

　　要如何抑制葉酸合成呢？在葉酸合成過程中，二氫葉酸合成酶會捕捉雙胺基安息酸來製造葉酸，所以只要讓這種酵素捕捉到類似雙胺基安息酸卻又無法製造葉酸的物質，就無法製造葉酸了。這種類似物質就是磺胺製劑。

　　當酵素想要捕捉雙胺基安息酸，就會不小心抓到磺胺，抓錯東西的酵素無法製造葉酸，細胞也就無法製造繁殖所需的DNA和蛋白質。

　　三美多普寧則可以妨礙葉酸合成之前的步驟，抑制細菌繁殖。

　　人體也需要葉酸，但是抑制細胞產生葉酸，為何只對細菌產生選擇毒性？由於人體可以靠飲食來攝取葉酸，因此就算細胞合成葉酸的功能受到妨礙，也不會影響生理作用，但是細菌無法製造葉酸，生長就會停止。

　　磺胺製劑也可以歸類為化學療法藥劑，但是自從它成為實用抗生素之後，就較不作為化學療法藥劑所使用。磺胺製劑中的磺胺甲噁唑（sulfamethoxazole, SMZ）與三美多普寧（trimethoprim）

圖 **13** 妨礙葉酸合成的流程

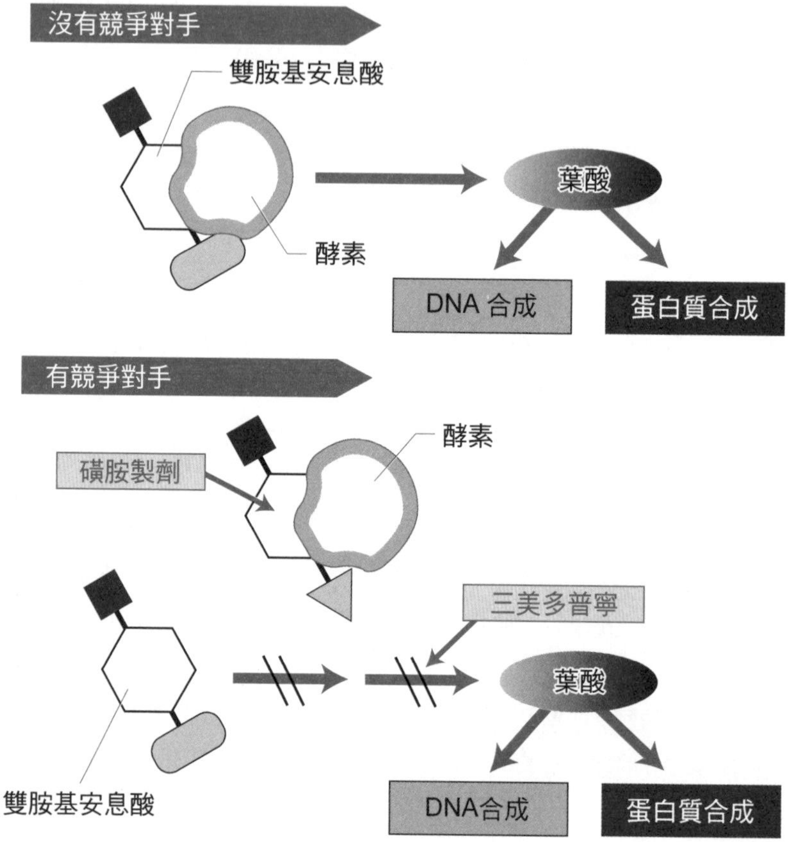

沒有競爭對手

雙胺基安息酸

酵素

葉酸

DNA 合成

蛋白質合成

有競爭對手

酵素

磺胺製劑

三美多普寧

葉酸

雙胺基安息酸

DNA合成

蛋白質合成

可以混合成ST製劑，用於尿道感染、腸道感染，例如腸傷寒、痢疾等敏感性細菌感染，常用ST製劑治療。

常用藥物

【妨礙細胞壁合成】

・β內醯胺類抗生素——青黴素G鉀鹽（penicillin G potassium）、安比西林（ampicillin）、高廣黴素（amoxicillin）、頭

孢唑啉（cefazolin）、西腹黴素（cefmetazole）、氟氧頭孢（flomoxef）、氨噻肟唑頭孢菌素（cefmenoxime）。

- 其它藥物——萬古黴素（vancomycin）、桿菌肽（bacitracin）、磷黴素（fosfomycin）。

【妨礙細菌蛋白質合成】

- 巨環類——紅黴素（erythromycin）、開羅理黴素（clarithromycin）、阿奇黴素（azithromycin）。
- 四環黴素類——四環黴素（tetracycline）、去氧羥四環黴素（doxycycline）、美諾四環黴素（minocycline）。
- 雙胺配糖體類——托普黴素（tobramycin）、鏈黴素（streptomycin）、康那黴素（kanamycin）。
- 其它——林可黴素（lincomycin）、氯黴素（chloramphenicol）。

【妨礙細菌核酸功能】

- 喹諾酮類——寧革蘭（nalidixic acid）、吡咯米酸（piromidic acid）、諾氟沙星（norfloxacin）、左氧氟沙星（levofloxacin）、環丙沙星（ciprofloxacin）。
- 其它——立汎黴素（rifampicin）。

【妨礙葉酸合成】

磺胺單甲氧（sulfamonomethoxine）、磺胺二甲氧（sulfadimethoxine）、柳氮磺吡啶（salazosulfapyridine）、ST混合劑（磺胺二甲嘧啶與三美多普寧混合而成，sulfamethoxazole/trimethoprim）。

真菌感染用藥

◎真菌感染是什麼疾病

香港腳、白癬、汗斑、頭皮癬等疾病的原因，是一種皮膚絲狀菌（皮癬菌）。皮膚絲狀菌的主食，是一種皮膚角質成分－角質蛋白（Keratin）。念珠菌則會感染皮膚、口腔、陰道。皮膚絲狀菌與念珠菌，都跟黴菌、酵母同屬「真菌」。

大多數的真菌對人體無害，偶爾才會造成感染，這時引發的疾病稱為「真菌感染」。大多數人體真菌感染症發生於皮膚表面，偶爾有發生在內臟的情形，多會相當嚴重。

與細菌感染、病毒感染比起來，一般人對真菌感染並不熟悉，但是真菌感染的發生率卻是所有感染之冠，日本約有10%的人口罹患真菌感染。

真菌感染很難治療，對免疫力降低的病患來說尤其困難。幾乎所有真菌都不怕一般的抗生素，全身性真菌感染病患可用的抗生素只有幾種，例如兩性黴素B（amphotericin B）和唑類抗生素。

◎真菌感染的發病原因

真菌是比細菌更為進化的生物。細菌基因雖然在細胞內，但是呈現裸露狀態，而真菌的基因則小心保存在細胞核中，此外真菌細胞也比細菌細胞稍大。

真菌病原性雖低，但是身體虛弱、免疫力不足的人感染之後，很容易造成嚴重發病。有在持續服用廣效抗生素、類固醇、抗癌藥、免疫抑制劑的病患，還可能引發內臟真菌感染。

細菌細胞壁是由胜糖層所構成，但是真菌細胞壁則由β-聚葡萄糖或幾丁質等多醣類所構成。真菌細胞的特徵，就是細胞膜成分含有動物細胞所沒有的麥角脂醇（ergosterol）。

◎抗真菌劑的功能與機轉

由於一般的抗生素無法治療真菌感染，所以治療相當困難，但也不是完全無法治療。因為真菌細胞膜中的麥角脂醇，是動物細胞所沒有的獨特成分。

聚烯類抗生素的兩性黴素B（amphotericin B），就是直接攻擊麥角脂醇的藥物。這種藥物會跟構成真菌細胞膜的麥角脂醇結合，直接進入細胞膜，這麼一來，真菌細胞就會出現破洞，細胞裡的鉀離子會從小洞中流失，最後細胞就毀滅。這就是兩性黴素B消滅真菌的方法。

有些時候，真菌會取得抗藥性。真菌獲得抗藥性的方式，就是減少細胞膜中的麥角脂醇，或是稍微改變細胞膜構造。

制黴菌素（nystatin）殺死真菌的原理與兩性黴素B相同，但是毒性較強，因此只能局部使用於念珠菌、皮膚絲狀菌的表皮感染。

與抗癌藥氟尿嘧啶（fluorouracil, 5-FU）具有相似分子結構的氟胞嘧啶（flucytosine, 5-FC），常跟兩性黴素B合併使用。氟胞嘧啶靠著胞嘧啶脫氨酶（cytosine deaminase）轉換為氟尿嘧啶，當DNA吸收了氟尿嘧啶，就無法製造正常DNA，使真菌死亡。但這種藥物對真菌有害，是否對人體也有害呢？

好巧不巧，由於動物細胞中並沒有胞嘧啶脫氨酶，所以氟胞嘧啶對人體是無害的，但它卻具有能夠殺死真菌的選擇毒性。

由於真菌能夠快速降低胞嘧啶脫氨酶的功能，來獲得抗藥性，所以使用氟胞嘧啶時，同時使用兩性黴素B，就能阻止抗藥性

圖 14 主要的抗真菌劑與其功能

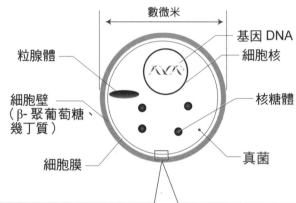

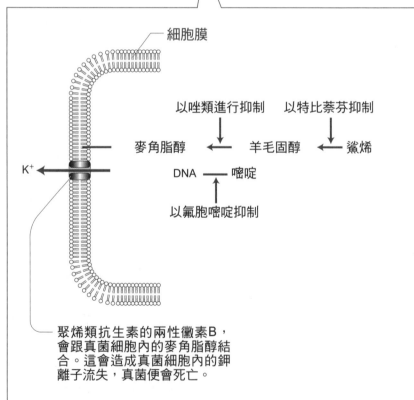

真菌產生。

如果阻止真菌合成麥角脂醇，真菌就無法製造細胞膜，也可以殺死真菌。麥角脂醇一開始的原料是乙醯CoA，經過漫長的轉換，成為類似類固醇的鯊烯（squalene）或羊毛固醇（lanosterol），再合成麥角脂醇。

特比萘芬（terbinafine）可以抑制將鯊烯轉換為羊毛固醇的酵素功能。克多可那挫（ketoconazole）、氟康唑（fluconazole）、伊曲康唑（itraconazole）等唑類藥物，可以阻止羊毛固醇轉換為麥角脂醇的過程。所以特比萘芬和唑類藥物都能殺死真菌。

◎抗真菌劑的副作用

兩性黴素B的副作用有發燒、發冷、痙攣、嘔吐、低血壓等，另外，如果長期服用氟胞嘧啶，會引發骨髓抑制、掉髮、肝功能障礙。

唑類藥物的副作用有嘔吐、腹瀉、發疹，肝功能衰竭病患還會出現肝中毒。

特比萘芬的副作用包含腸胃不適、發疹、頭痛、味覺障礙等。

常用藥物

兩性黴素B（amphotericin B）、氟胞嘧啶（5FC）、制黴菌素（nystatin）、特比萘芬（terbinafine）。

・唑類藥物——克多可那挫（ketoconazole）、氟康唑（fluconazole）、伊曲康唑（itraconazole）。

8

感染症用藥

病毒感染用藥

◎病毒感染是什麼疾病

　　流行性感冒、B型‧C型肝炎、麻疹、愛滋病（後天免疫缺乏症候群）等疾病都是由病毒所引起的。病毒的體積不到細菌的十分之一，而且病毒的構造與細菌不同，本身並沒有蛋白質的製造工廠－核糖體，結構相當精簡。

　　由於太過輕巧，病毒無法製造蛋白質，所以病毒會感染活的細胞，借用細胞的製造工廠來繁殖，叫做「寄生」。

　　病毒身無法將營養轉換為蛋白質或能量，也無法自體繁殖，所以除了寄生之外，病毒沒有其他生存方法。

　　基因的構造是DNA，但是病毒卻可用DNA或RNA當作基因。以蛋白質包覆基因的構造體稱為外殼蛋白（capsid）。最簡單的病毒就只有外殼蛋白和核酸而已。

　　病毒感染的發病原因，就是病毒感染了人體。病毒侵入人體之後，會捕捉喜歡的細胞，巧妙侵入細胞內部。然後病毒會脫去外殼蛋白，將基因釋放到細胞內，利用細胞胞器大量複製基因，等基因量達到一定程度，病毒就會從複製基因轉為複製蛋白質。

　　大量生產的病毒蛋白質與之前大量生產的病毒基因組合，完成新的病毒。這些新的病毒會前往感染其他細胞，增加病毒數量。

◎抗病毒劑的功能與機轉

　　雖然抗病毒藥物很重要，但是實際上的抗病毒劑相當少。細

圖 **15** 病毒的構造

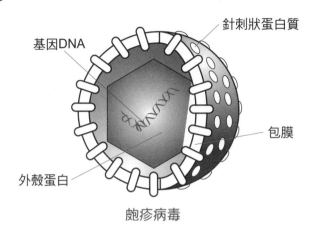

針刺狀蛋白質

基因DNA

包膜

外殼蛋白

皰疹病毒

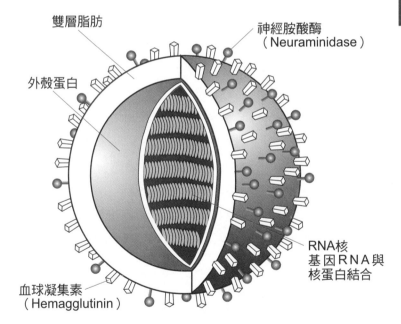

雙層脂肪

神經胺酸酶
（Neuraminidase）

外殼蛋白

RNA核
基因RNA與
核蛋白結合

血球凝集素
（Hemagglutinin）

A 型流感病毒

8

感染症用藥

菌有很多種有效抗生素，病毒則否，其實這是有原因的。

病毒構造相當單純，只有蛋白質包覆基因而已，即使是高等病毒，也不過多了一層脂肪膜。

因此，攻擊病毒的藥物只能鎖定基因或蛋白質。雖然病毒的基因跟蛋白質與人類稍有差別，但由於人類細胞也有基因跟蛋白質，所以要找出只攻擊病毒卻不傷害人體細胞的藥物，並不容易。

即使如此，研究專家們還是研發出抗HIV藥、抗流感藥劑、抗皰疹藥劑、C型肝炎用藥等。

抗病毒劑依功能可以分為以下五類：

・妨礙核酸合成
・妨礙逆轉錄酶功能
・妨礙蛋白酶功能
・妨礙病毒出芽
・妨礙病毒脫殼

◎妨礙核酸合成

藉由妨礙核酸合成來擊退病毒的藥物，就是「核酸合成抑制劑」。代表性藥物是抗皰疹藥劑。皰疹病毒是口腔皰疹、性器官皰疹、帶狀皰疹的病因，無環鳥嘌呤核苷（aciclovir）對所有皰疹病毒都有效。

無環鳥嘌呤核苷的分子構造，類似DNA鹽基中的鳥嘌呤，所以會代替鳥嘌呤被吸收到皰疹病毒的DNA中。但是它並非真正的鳥嘌呤，所以吸收了無環鳥嘌呤核苷的部分會停止合成DNA。雖然這樣可以殺死病毒，但是人體細胞不也會受到毒害嗎？要怎麼

圖 16 抗病毒劑的功能與機轉

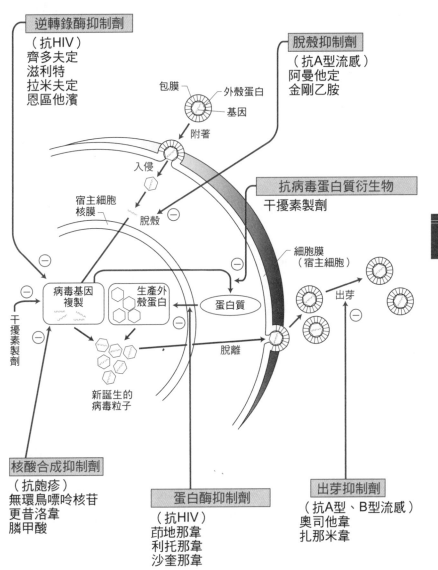

逆轉錄酶抑制劑
（抗HIV）
齊多夫定
滋利特
拉米夫定
恩區他濱

脫殼抑制劑
（抗A型流感）
阿曼他定
金剛乙胺

包膜
外殼蛋白
基因
附著

入侵

宿主細胞
核膜
脫殼

抗病毒蛋白質衍生物
干擾素製劑

細胞膜
（宿主細胞）

病毒基因
複製
生產外
殼蛋白
蛋白質

干擾素製劑

出芽

脫離

新誕生的
病毒粒子

核酸合成抑制劑
（抗皰疹）
無環鳥嘌呤核苷
更昔洛韋
膦甲酸

蛋白酶抑制劑
（抗HIV）
茚地那韋
利托那韋
沙奎那韋

出芽抑制劑
（抗A型、B型流感）
奧司他韋
扎那米韋

8

感染症用藥

發揮選擇毒性呢？

其實無環鳥嘌呤核苷不會直接被DNA吸收，在吸收之前會藉由胸腺嘧啶核苷氧化酶的作用，先跟磷酸結合。一般人體細胞通常不會有這種酵素，但是被皰疹病毒感染的細胞則會大量生產這種酵素，所以無環鳥嘌呤核苷對人體細胞無害，對皰疹病毒則有選擇毒性。

無環鳥嘌呤核苷可以有效治療帶狀皰疹、單純皰疹、巨細胞病毒感染等急症。5%的無環鳥嘌呤核苷軟膏，用來治療陰部皰疹和口腔皰疹。

口服該藥物的副作用，會引起胃腸障礙與頭痛，但是並不嚴重。非口服用藥的副作用則有顫抖、急性發作、低血壓、腎中毒等等。

更昔洛韋（ganciclovir）的分子構造類似無環鳥嘌呤核苷，可以有效治療巨細胞病毒感染，所以更昔洛韋被用來預防巨細胞病毒視網膜炎，或是免疫缺乏病患的巨細胞病毒感染。

◎妨礙逆轉錄酶功能

以RNA做為基因的病毒稱為RNA病毒。RNA病毒具有一種特別的逆轉錄酶，可以用RNA製造出DNA，所以想要擊退RNA病毒，最好的方法就是抑制這種逆轉錄酶，這種藥物稱為「逆轉錄酶抑制劑」，可以擊退可怕的RNA病毒HIV（人類後天免疫不全病毒）。

當HIV侵入人體之後，會釋放基因RNA，然後使用逆轉錄酶，將RNA合成為DNA，由於人體細胞中沒有逆轉錄酶，所以能夠製造只攻擊HIV的選擇毒性。

絕大多數的逆轉錄酶抑制劑，都是類似DNA成分核酸鹽基的物質。這些藥物並非施用之後直接以分子構造發揮功能，而是等

藥物進入細胞後，藉由酵素與磷酸結合，再被DNA吸收。因此，逆轉錄酶抑制劑其實是一種前驅劑。

　　磷酸化之後的逆轉錄酶抑制劑，並非真正的鹽基，所以一旦與DNA組合，就會阻止該處的DNA鏈延伸。

　　齊多夫定（zidovudine）、滋利特（stavudine）的分子構造類似胸腺嘧啶，拉米夫定（lamivudine）、恩區他濱（emtricitabine）的分子構造類似胞嘧啶。

　　齊多夫定的主要副作用是骨髓抑制，引發貧血與嗜中性球減少，有時會需要輸血。拉米夫定的副作用較輕，有腸胃障礙、頭痛、失眠、疲勞等等。

◎妨礙蛋白酶功能

　　「蛋白酶抑制劑」也是抗HIV藥劑。HIV侵入細胞之後會以基因RNA製造DNA，與細胞染色體組合，開始製造HIV蛋白質。

　　但是剛完成的蛋白質太長，沒辦法直接做為病毒的建築材料，所以要用蛋白酶將剛做好的蛋白質切成適當長度，適當長度的蛋白質才能包覆基因，形成外殼蛋白。

　　所以，只要妨礙蛋白酶的功能，就無法生產病毒粒子，蛋白酶抑制劑就是設計成這種用途。目前已經開發出了茚地那韋（indinavir）、利托那韋（ritonavir）、沙奎那韋（saquinavir）等藥物。

　　茚地那韋的副作用包含噁心、腹瀉、血小板減少、腎結石。要預防腎結石，服用茚地那韋後，每天除了飲食之外，還要多攝取1.5公升以上的水分。利托那韋的副作用是腸胃刺激與嘴巴苦，沙奎那韋則是頭痛與嗜中性球減少。

◎妨礙病毒出芽

當病毒繁殖之後跑出細胞外，稱為出芽（budding）。「出芽抑制劑」是為了抑制病毒出芽，代表性藥物有奧司他韋（oseltamivir）、扎那米韋（zanamivir）等抗流感藥物，兩種對A型與B型流感病毒都有效。

為什麼會有效？當流感病毒感染細胞，進行繁殖，就會穿破細胞膜而出芽。由於人體細胞膜表面有一種唾液酸（sialic acid）的黏性物質，當流感病毒穿透細胞膜，表面就會附著這種唾液酸。

病毒之間會因為唾液酸的黏性而不斷連接，最後無法動彈，這時候需要用一把剪刀剪斷唾液酸，讓病毒獲得自由，這把剪刀就是神經胺酸酶（neuraminidase）。

奧司他韋、扎那米韋就是藉由阻止這把剪刀，來抑制病毒繁殖，只要在發病後兩天內服用其中任何一種藥劑，一天左右就能改善發燒等症狀。

奧司他韋可以使用口服錠劑，但是扎那米韋的分子有帶電，口服無法吸收，目前市面上有販售吸入劑。

由於處方氾濫，目前已經出現了奧司他韋抗藥性病毒。而且也不斷有病例指出10歲以上20歲以下的年輕病患服用奧司他韋，會造成行為異常或死亡，所以原則上禁止十歲以上的未成年病患服用奧司他韋。副作用包含意識障礙、行為異常、幻覺、妄想等等。

◎妨礙病毒脫殼

病毒感染細菌之後會脫去外殼蛋白，將基因散布到細胞中，這就是脫殼。只要能阻止脫殼，就能阻止病毒繁殖。這種「脫殼抑制劑」的代表是阿曼他定（amantadine）、金剛乙胺（rimantadine）。金剛乙胺的藥效比阿曼他定更強，但是日本尚未

核准使用，而台灣已有使用。

這些藥物用來預防流感A型病毒感染，有80%的病例表示有療效，在感染後48小時內服用，可以縮短病程。

阿曼他定的副作用有腸胃障礙、目眩、運動失調等。由於這種藥物會通過血腦障壁進入腦中，有時還會引發失眠、嗜睡、注意力降低等，而且目前已知阿曼他定容易造成抗藥性病毒。

◎抗病毒蛋白質衍生物

1957年，英國的艾薩克博士使用雞的細胞做實驗，發現病毒感染時細胞會釋放一種物質，這種物質會妨礙病毒感染（英文的干擾是interfere），所以將其命名為干擾素（interferon, IFN）。

當動物感染病毒的時候，淋巴球等細胞會製造抗病毒性蛋白質，這就是干擾素。IFN會讓未感染病毒的細胞具有抵抗力，並讓細胞具有抑制多種病毒繁殖的能力。

目前IFN被用來治療B型肝炎病毒（HBV）與C型肝炎病毒（HCV）感染。

IFN有好幾種，抗病毒所使用的是α-IFN。α-IFN可以發揮強大的抗病毒作用，讓我們用HCV來舉例說明它的功能。

首先，被病毒感染的動物細胞會產生IFN，釋放到細胞之外，其他細胞接收了IFN之後，會產生兩種變化。

第一種，動物細胞內的RNA分解活動會變旺盛。所以當HCV的基因RNA進入細胞後，就會被切得四分五裂，HCV也就無法複製。

第二種，動物細胞蛋白質合成動作會突然停止。所以細胞的成長與繁殖都會停頓，HCV自然也無法繁殖。有了這兩種動作，才可以擊退HCV。

干擾素製劑是很強力的藥物，所以副作用自然也強。服用初

8

感染症用藥

期會造成發燒、疲勞、食慾不振等類似流感的症狀,長期服用會影響大腦,容易造成心情不悅或憂鬱。

除了IFN之外,利巴韋林(ribavirin)也可以治療慢性肝炎。利巴韋林可以口服或注射,它的分子結構類似DNA鹽基中的鳥嘌呤,所以可代替鳥嘌呤被病毒的RNA吸收,結果病毒會發生突變而死亡。所以利巴韋林可以治療RNA病毒感染,但是無法治療肝炎本身。

神奇的是,如果同時使用利巴韋林和IFN,會減少血液中的HCV數量,副作用是溶血性貧血。利巴韋林會造成畸胎,所以懷孕中絕對不可服用。

拉米夫定的分子構造類似核酸鹽基中的胞嘧啶,是HIV的逆轉錄酶抑制劑,但是單獨使用也可有效治療慢性HBV感染。

常用藥物

【核酸合成抑制劑】
- 抗皰疹病毒——無環鳥嘌呤核苷(aciclovir)、泛昔洛韋(famciclovir)。
- 抗巨細胞病毒——更昔洛韋(ganciclovir)、膦甲酸(foscarnet)。

【逆轉錄酶抑制劑】
- 抗HIV——齊多夫定(zidovudine)、滋利特(stavudine)、拉米夫定(lamivudine)、恩區他濱(emtricitabine)。

【蛋白酶抑制劑】
- 抗HIV——茚地那韋(indinavir)、利托那韋(ritonavir)、沙奎那韋(saquinavir)。

【出芽抑制劑】
　奧司他韋(oseltamivir)、扎那米韋(zanamivir)。

【脱殼抑制劑】

阿曼他定（amantadine）、金剛乙胺（rimantadine）。

【干擾素製劑】

干擾素α（interferon α）、干擾素alfacon-1、聚乙二醇干擾素 2-a（pegylated interferon）。

- 抗肝炎病毒劑——利巴韋林（ribavirin）、拉米夫定（lamivudine）。

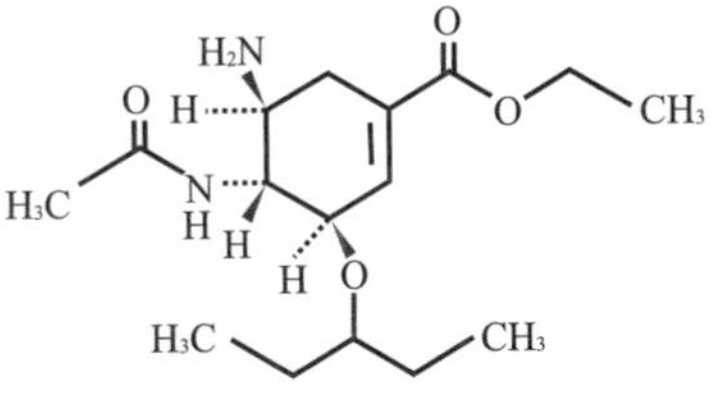

奧司他韋

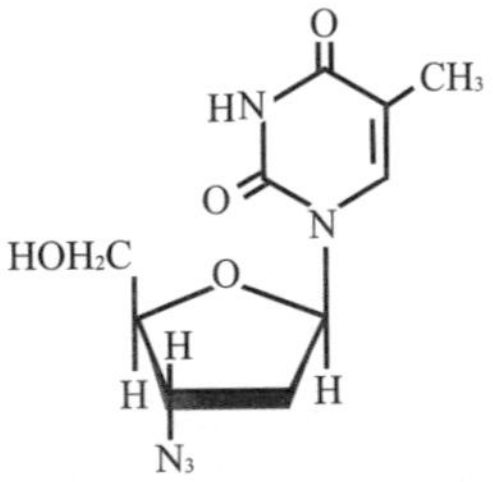

齊多夫定

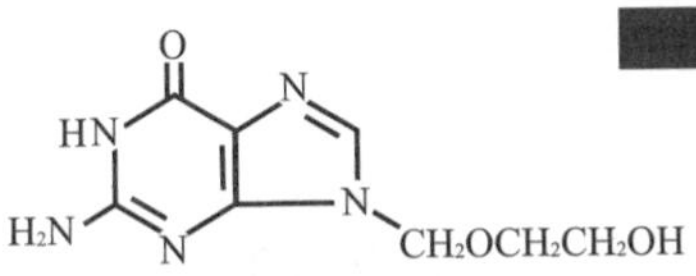

無環鳥嘌呤核苷

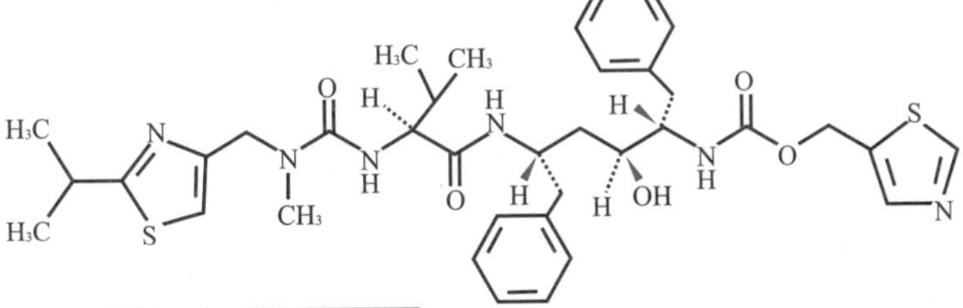

利托那韋

索引

十二劃

十三劃

國家圖書館出版品預行編目資料

圖解藥理學入門 / 生田哲作；李漢庭譯. -- 初版.
-- 新北市：世茂, 2011.05
面；　公分. --（科學視界；A7）
譯自：勉強したい人のための薬理学のきほん
ISBN 978-986-6363-98-6（平裝）

1. 藥理學

418.1　　　　　　　　　　　100002101

科學視界 A7

圖解藥理學入門
勉強したい人のための薬理学のきほん

作　　者／生田哲
審　　訂／王惠珀
譯　　者／李漢庭
主　　編／簡玉芬
責任編輯／陳文君
封面設計／鄧宜琨
出 版 者／世茂出版有限公司
發 行 人／簡泰雄
登 記 證／局版臺省業字第 564 號
地　　址／（231）新北市新店區民生路 19 號 5 樓
電　　話／（02）2218-3277
傳　　真／（02）2218-3239（訂書專線）、（02）2218-7539
劃撥帳號／19911841
戶　　名／世茂出版有限公司　單次郵購總金額未滿 500 元（含），請加 50 元掛號費
酷 書 網／www.coolbooks.com.tw
排版製版／辰皓國際出版製作有限公司
印　　刷／祥新彩色印刷公司
初版一刷／2011 年 5 月
　三刷／2015 年 11 月

ＩＳＢＮ／978-986-6363-986
定　　價／300 元

BENKYOU SHITAI HITONOTAMENO YAKURIGAKU NO KIHON
© SATOSHI IKUTA 2009
Originally published in Japan in 2009 by NIPPON JITSUGYO PUBLISHING CO., LTD..
Chinese translation rights arranged through TOHAN CORPORATION, TOKYO..
Copyright © 2011 All rights reserved.

請沿虛線向下裝訂寄回，謝謝！

讀 者 回 函 卡

感謝您購買本書，為了提供您更好的服務，歡迎填妥以下資料並寄回，我們將定期寄給您最新書訊、優惠通知及活動消息。當然您也可以E-mail：service@coolbooks.com.tw，提供我們寶貴的建議。

您的資料（請以正楷填寫清楚）

購買書名：＿＿＿＿＿＿＿＿＿＿＿＿＿＿＿＿＿＿＿＿＿

姓名：＿＿＿＿＿＿＿　生日：＿＿＿年＿＿月＿＿日

性別：□男 □女　　E-mail：＿＿＿＿＿＿＿＿＿＿

住址：□□□＿＿＿縣市＿＿＿鄉鎮市區＿＿＿路街
　　　　＿＿＿段＿＿巷＿＿弄＿＿號＿＿樓

　　　聯絡電話：＿＿＿＿＿＿＿＿＿＿＿＿

職業：□傳播 □資訊 □商 □工 □軍公教 □學生 □其他：＿＿

學歷：□碩士以上 □大學 □專科 □高中 □國中以下

購買地點：□書店 □網路書店 □便利商店 □量販店 □其他：＿＿

購買此書原因：＿＿ ＿＿ ＿＿ ＿＿ ＿＿（請按優先順序填寫）

1封面設計　2價格　3內容　4親友介紹　5廣告宣傳　6其他：＿＿

本書評價：＿＿ 封面設計 1非常滿意 2滿意 3普通 4應改進

　　　　　＿＿ 內　容 1非常滿意 2滿意 3普通 4應改進

　　　　　＿＿ 編　輯 1非常滿意 2滿意 3普通 4應改進

　　　　　＿＿ 校　對 1非常滿意 2滿意 3普通 4應改進

　　　　　＿＿ 定　價 1非常滿意 2滿意 3普通 4應改進

給我們的建議：＿＿＿＿＿＿＿＿＿＿＿＿＿＿＿＿
＿＿＿＿＿＿＿＿＿＿＿＿＿＿＿＿＿＿＿＿＿＿＿＿
＿＿＿＿＿＿＿＿＿＿＿＿＿＿＿＿＿＿＿＿＿＿＿＿

傳真：(02) 22187539
電話：(02) 22183277

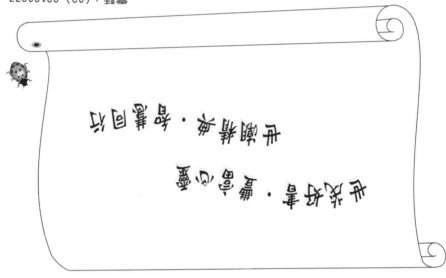

廣告回函
北區郵政管理局登記證
北台字第9702號
免貼郵票

231新北市新店區民生路19號5樓

世茂
世潮 出版有限公司 收
智富